VERLAG VON J. F. BERGMANN IN MÜNCHEN UND WIESBADEN.

Soeben erschien:

Adolf Schmidt's
Klinik der Darmkrankheiten
Zweite Auflage.

Neubearbeitet und herausgegeben von
Professor Dr. C. VON NOORDEN in FRANKFURT AM MAIN
unter Mitarbeit von
Dr. HORST STRASSNER in KIEL.
Mit zahlreichen meist farbigen Abbildungen.
1921. Preis Mk. 180.--, geb. 192.—.

Lehrbuch der funktionellen Diagnostik und Therapie der Erkrankungen des Herzens und der Gefässe.

Von Geh. Med.-Rat Prof. Dr. **August Hoffmann**, Düsseldorf. Mit 169 Abbildungen und einer farbigen Tafel. Zweite, gänzlich neubearbeitete Auflage. 1920. Preis Mk. 56.—, geb. Mk. 62.—.

Grundriss der Entwicklungsgeschichte des Menschen.

Von Prof. Dr. **Ivar Broman** in Lund. Mit 208 Abbildungen im Text und 8 Tafeln. 1921. Geb. Mk. 80.—.

Handbuch der Frauenheilkunde.

Unter Mitwirkung von Fachgenossen herausgegeben von Geh. Rat Prof. Dr. **C. Menge** in Heidelberg und Geh. Rat Prof. Dr. **E. Opitz** in Freiburg. Zweite und dritte Auflage. Mit 426 zum Teil farbigen Abbildungen. 1920. Geb. Mk. 100.—.

Lehrbuch der Herzkrankheiten.

Von Professor Dr. **Richard Geigel** in Würzburg. Mit 60 Figuren im Text. 1920. Mk. 30.—.

Krankheiten des Herzens und der Gefässe.

Für die Praxis bearbeitet von Dr. med. **Oskar Burwinkel** in Bad Nauheim. 1920. Mk. 12.—.

Beurteilung und Behandlung der Gicht.

Aus der Praxis für die Praxis. Von Geh. San.-Rat Dr. **Gemmel**, Badearzt in Bad Salzschlirf. Mk. 12.—.

Hierzu Teuerungszuschlag.

Über den jetzigen Stand der Diabetestherapie

von

Professor **Carl von Noorden**
in Frankfurt (Main).

Erweiterte Form des auf der Tagung der Deutschen Gesellschaft
für innere Medizin in Wiesbaden 1921 erstatteten Referates.

Springer-Verlag Berlin Heidelberg GmbH
1921.

Nachdruck verboten.
Übersetzungsrecht in alle Sprachen vorbehalten.
Copyright by Springer-Verlag Berlin Heidelberg 1921
Ursprünglich erschienen bei J. F. Bergmann 1921

ISBN 978-3-662-29909-8   ISBN 978-3-662-30053-4 (eBook)
DOI 10.1007/978-3-662-30053-4

Vorwort.

Da die Verhandlungen der Deutschen Gesellschaft für innere Medizin nur einer beschränkten Zahl von Ärzten zugänglich sind, folgte die Verlagsbuchhandlung dem vielfach geäusserten Wunsche, das von mir erstattete Referat über Diabetesbehandlung gesondert herauszugeben.

C. von Noorden.

M. H.! Ich erörtere in diesem Referate nur die Grundzüge der diätetischen Behandlung des Diabetes, unter kritischer Würdigung der einzelnen Verfahren. Nur auf gewisse Teilstücke soll etwas genauer eingegangen werden. Alle nicht-diätetischen Methoden, sowohl die physikalischen und balneologischen, wie die medikamentösen und organotherapeutischen liefern zwar wertvolle Hilfsmittel, konnten sich aber doch nicht als wesentliches und unentbehrliches Stück der eigentlichen Diabetestherapie durchsetzen.

Die[1]) Versuche, den Diabetes medikamentös zu bessern oder gar zu heilen, zerfallen in zwei zeitlich und methodisch getrennte Abschnitte.

In den 60er, 70er und 80er Jahren des vorigen Jahrhunderts und noch etwas darüber hinaus prüfte die experimentelle und klinische Forschung alle Gruppen bekannter Medikamente durch. Man setzte dies später fort, als die Chemie der wissenschaftlichen Arzneikunde neue Gruppen bedeutsamer Arzneikörper zuführte. So lernte man manches kennen, was bei einzelnen lästigen Symptomen und Komplikationen kleine Erfolge versprach. Die wissenschaftliche Therapie war sich aber stets klar darüber, dass sie keinem Arzneimittel begegnete, welches die diabetische Stoffwechselstörung selbst in erkennbarem Mafse mildert oder gar behebt. Nur das schon in frühester Zeit empfohlene Opium schien eine Ausnahme zu machen; es bewährte sich in bescheidenem Mafse. Aber alle sind sich darüber einig, dass Opium zwar unter besonderen Umständen während kurzer Zeitspannen (Tage oder 1—2 Wochen) Vorteile bringen und die Wirkung diätetischer Mafsnahmen verstärken kann, dass bei längerer Durchführung der Opiumbehandlung aber die Nachteile etwaigen Vorteil stark überwiegen. Mit Recht spielen sämtliche Opiumpräparate jetzt nur noch eine ganz untergeordnete Rolle in der Diabetestherapie.

Je mehr die Hoffnung sank, ein wissenschaftlich begründetes medikamentöses Verfahren zu finden, welches den Zwang unbequemer diätetischer Mafsnahmen zu mildern erlaubt, desto üppiger schossen vom Ende des vorigen Jahrhunderts an Geheimmittel und Spezialitäten, teils einfacher teils sehr verwickelter und schwer kontrollierbarer Zusammensetzung ins Kraut. In allen Ländern

---

[1]) Alle in dieser Abhandlung klein gedruckten Abschnitte wurden beim mündlichen Vortrage in Wiesbaden wegen Zeitmangels übergangen.

entstand eine breite **Diabetesheilmittel-Industrie**, die auf die Leichtgläubigkeit und Kritiklosigkeit der Patienten und der Ärzte spekulierte. Diese Spekulation bewährte sich immer aufs neue und gab Hunderten von Präparaten den Ursprung. Sie sind fast alle längst wieder vergessen, aber immer neue lösen sie ab. Da eine gesetzliche Handhabe dem Umfug zu steuern fehlt oder die verfügbaren gesetzlichen Handhaben äusserst lax angewendet werden, kann es nicht überraschen, dass die unter Wortschutz stehenden Wunderpräparate mit zunehmender Dreistigkeit nicht nur als fallweise anwendbare Unterstützungsmittel, sondern als endgiltige und durchschlagende Heilmittel des Diabetes angepriesen werden. Ärztliche Empfehler finden sich natürlich immer. Die ausserordentliche Schwierigkeit, mit nüchterner Kritik die Ursache der oft sehr beträchtlichen jähen Schwankungen der Glykosurie richtig zu beurteilen, machen es verständlich, dass manches rühmende Wort über dieses oder jenes Präparat von Patienten und von Ärzten bona fide gesprochen und geschrieben wird. Vielfach muss man aber den Empfehlern die Bona fides aberkennen. Schlimm ist es, wenn gepriesen wird, das neue Mittel wirke mit so unfehlbarer Sicherheit, dass jede diätetische Vorsichtsmassregel unnötig sei. Dadurch kann unberechenbarer, kaum wieder ausgleichbarer Schaden gestiftet werden.

Die Aussicht, die diabetischen Stoffwechselstörungen medikamentös zu beseitigen, ist leider sehr gering. Bis vor wenigen Dezennien schien es sich um verhältnismäfsig einfache Störungen zu handeln. Diese Vorstellung ist längst gefallen. Wir wissen jetzt, dass beim Zuckerkranken zahlreiche biochemische Vorgänge pathologisch abgeartet sind, dass die pathologischen Vorgänge sich in verschiedenen Organen, Geweben und Säften abspielen, und dass sie nicht nur die Kohlenhydrate, sondern auch die Eiweisskörper, die Fette und wahrscheinlich manche Mineralbestandteile in ihren Bereich ziehen. Und doch ist es nur Stückwerk, was wir bis jetzt wissen. Vielleicht wird es einmal gelingen, ein Medikament zu finden, welches eine bestimmte Abart des biochemischen Geschehens wieder zur Norm zurückführt. Bei der durchweg elektiven Eigenschaft aller bekannter Medikamente ist es aber sehr zweifelhaft, ob wir eines finden, das den Störungen in ihrer Gesamtheit zu Leibe rückt. Von vornherein am aussichtsvollsten sind natürlich Stoffe, welche aus endokrinen Drüsen stammen oder deren Sekretionen direkt oder indirekt beeinflussen. Auf diesem Gebiete wurden schon viele Versuche gemacht; sie führten uns aber nicht über die allerersten Anfänge hinaus.

Von den wechselnden Theorien über die Art der diabetischen Stoffwechselstörung wurde die diätetische Therapie so gut wie gar nicht beeinflusst. Sowohl die bis vor kurzem vorherrschende Theorie der Nicht-Oxydation des Zuckers wie die neubelebte und fortlaufend an Boden gewinnende Theorie der Zucker-Überproduktion wussten sich mit den empirisch gefundenen Grundlagen der diätetischen Behandlung abzufinden (vergl. hierzu S. Isaac, Therap. Halbmschr. 1921, S. 129).

Übrigens machen neue Untersuchungen aus dem G. Embdenschen Institute es wahrscheinlich, dass bei der diabetischen Stoffwechselstörung die Kohlenhydratvorstufen (Glykogen und Enol-Zwischenform) in übertriebenem und verstärktem Maſse in Traubenzucker übergehen (= Überproduktion von Zucker) und dass der zum Transporte durch das Blut dienende Traubenzucker nur in abgeschwächtem Maſse in reaktionsfähigere und leichter oxydable Kohlenhydratformen zurückkehrt (Nicht-Oxidation). Diese neuen Befunde schlagen eine wichtige und erwünschte Brücke zwischen den beiden umstrittenen älteren Theorien.

I. Allgemeiner Gang einer planmäſsigen, diätetischen Behandlung des Diabetes.

Von einzelnen Auswüchsen abgesehen, gehören alle bei Zuckerkrankheit üblichen diätetischen Verfahren zur Gruppe der Schonungskuren. Über diesen Charakter der Kuren ist man sich schon seit mehr als einem halben Jahrhundert klargeworden, und jedes sich neu bewährende Verfahren konnte teils sofort, teils erst nach gründlichem Erforschen seiner Eigenart jener Gruppe untergeordnet werden. Die einzelnen Formen der Schonungskost unterscheiden sich wesentlich durch den Grad, in welchem sie nach Art und Menge von der landesüblichen Normalkost abweichen.

1. **Strenge Schonungskuren zur einleitenden Behandlung.** Die strengsten Formen der Schonungskost sind nur für kurze Fristen geeignet. Sie kommen vor allem einleitend da in Betracht, wo man eine möglichst greifbare Wirkung auf Hyperglykämie, Glykosurie und Azetonurie auf möglichst kurze Zeit zusammendrängen will oder muss. Bald in dieser, bald in jener Form und Schärfe, bald eintönig und gleichförmig gerichtet, bald den Umständen gemäſs wechselnd und einander ablösend, sind die strengen Schonungskuren ein unbedingtes Erfordernis, wenn die Gesamtlage des Kohlenhydratstoffwechsels aus diesem oder jenem Grunde, meist infolge ungeeigneter Kost, hinter dem erreichbaren Optimum zurücksteht. In dieser Lage befinden sich alle noch nicht, und fast alle mit halben Maſsregeln behandelten Diabetiker. Unmittelbare Aufgabe der strengen Schonungskuren ist es, die abnorme Erregung und Erregbarkeit des zuckerbildenden Apparates zu dämpfen und dadurch eine grössere Toleranz für die Erreger der Zuckerbildung zu erobern.

Nur wenn bei Anordnung und Gruppierung der einleitenden strengen Schonungskuren die Wirkung auf Allgemeinbefinden und auf Gang der Stoffwechselverhältnisse fortlaufend sachkundig beobachtet und beachtet wird, ist ihr optimaler Erfolg gesichert. Dies ist der Grund, warum derartige Kuren erfolgreicher in Krankenanstalten, als zu Hause oder ambulatorisch durchgeführt werden. Mit der unmittelbar vorliegenden therapeutischen Aufgabe verbindet man eine Orientierung über den Einfluss dieser und jener Kostform, insbesondere der Kohlenhydrate und der Proteine auf Glykosurie und Azidosis. Mannigfacher Abwandlung fähig und je nach Sachlage auch bedürftig, werden solche Ermittlungen unter dem Namen „Toleranzproben" zusammengefasst.

2. Dauerkost Auf Grund der einleitenden Schonungskuren und auf Grund begleitender Ermittlungen über die Bekömmlichkeit von Eiweiss- und Kohlenhydratträgern wird langsam tastend die Dauerkost aufgebaut. Vielleicht von ganz leichten Fällen abgesehen, ist es schon seit langem in der Spezialbehandlung des Diabetes nicht mehr üblich, eine Dauerkost in dem Sinne zu errichten, dass die Ernährungsform Jahre oder auch nur Monate und Wochen hindurch Tag für Tag die gleiche bleibt. Man zieht eine Wechselkost vor, bei der die Zuteilung von Kohlenhydraten und Proteinen periodisch schwankt. Die Wechselkost bewährte sich für die grosse Mehrzahl der Fälle besser, als stets gleichbleibende Diät, welcher Art dieselbe auch sein möge. Um etwaige Überschreitungen wett zu machen und um etwa wiederkehrende Übererregung zu verhüten, dienen als äusserst wirksames und wichtiges Hilfsmittel eingeschaltete strengere Schonungskuren, deren Dauer nach einzelnen Tagen bis zu mehreren Wochen schwankt und deren Form und Folge sich nicht nach einem zur Gewohnheit gewordenen Schema, sondern nach Lage des Einzelfalles richten soll. Diese Einschiebsel verstärken den Charakter der Wechseldiät. Je nach Lage des Falles müssen nach kürzeren oder längeren Pausen neue Ermittelungen feststellen, ob das früher verordnete noch zu Recht besteht oder der Abänderung bedarf. Jederzeit muss kraft hinreichender Kontrolle die Kost sich elastisch nicht nur der jeweiligen Stoffwechsellage anschmiegen, sondern auch anderen körperlichen Verhältnissen, etwaigen Komplikationen, äusseren Umständen und der Psyche Rechnung tragen.

Das Einschalten strengerer Schonungsperioden in die Dauerkost findet ein freilich primitives und allzu schematisches Vorbild in der uralten Gepflogenheit, Zuckerkranke jährlich ein- bis zweimal nach Carlsbad usw. zu senden. Auch die Kuren nach Carlsbader Art sind eine Art Entlastungs- oder Schonungskur, gegen die nur der Einwand zu erheben ist, dass sie in der meist üblichen Form für alle nicht ganz leichten Fälle zu schwach sind, dass sie sich erzieherisch nicht genügend auswirken, und dass Arzt wie Patient sich in der Zeitwahl mehr nach der Saison als nach den Anforderungen des Einzelfalles richten.

Bisher legte ich nur den allgemeinen Gang einer planmäfsigen diätetischen Behandlung der Zuckerkrankheit dar, wie sie in ihren Grundzügen bereits vor mehr als 50 Jahren Cantani und Bouchardat empfahlen, wie sie dann von B. Naunyn mit seinen Schülern, von E. Kuelz und — hinsichtlich der intermittierend wiederkehrenden Schonkuren und hinsichtlich fortgesetzter Kontrolle — namentlich von mir weiter ausgebaut wurde. Auch viele andere steuerten wertvolle Einzelheiten bei. In ihren Grundzügen ist die geschilderte Methode — unbeschadet verschiedener Wertung einzelner Teilstücke — längst Gemeingut aller Diabeteskenner geworden.

Wir gehen jetzt über zu den einzelnen Ernährungsformen, wie sie zu zeitlich begrenzten, strengen **Schonkuren im Beginn der Behandlung** dienen, und wie sie auch als **Teilstücke der Dauerkost** wiederkehren. In Betracht kommen:

1. **Die strenge, möglichst kohlenhydratfreie Kost mit hohen, mittleren und stark beschränkten Eiweissgaben.** Es werden hier die Worte „möglichst kohlenhydratfrei" gebraucht, weil man zwar die eigentlichen Kohlenhydratträger möglichst ausschaltet, aber eine wirklich vollkommen kohlenhydratfreie Kost hierbei kaum erreicht.

2. **Hungertage, Hungerkuren, Unterernährung.**

3. **Kohlenhydratkuren.**

II. Die Einzelformen der Schonkuren.

A. **Die strenge, möglichst kohlenhydratfreie Kost**, wie sie in den letzten Dezennien des vorigen Jahrhunderts die Diabetestherapie beherrschte, wird in alter Form und Strenge schon seit langem nicht mehr als wahre Dauerkost benützt, sondern nach Tagen, Wochen, längstens Monaten von anderer Kost abgelöst.

In Fällen leichterer Glykosurie ist strenge Diät auf die Dauer unnötig, in Fällen schwererer Glykosurie leistet sie bei längerer Durchführung der Azidosis Vorschub. Sowohl hieraus wie aus der Rückwirkung auf den allgemeinen Kräfte- und Ernährungszustand drohen bei unzulänglicher Überwachung Gefahren, vorzugsweise in azidotischen Fällen. Bis man sich von ihrer Bekömmlichkeit im Einzelfalle überzeugt hat, sollten daher Kuren mit strenger Eiweiss-Fett-Diät nur unter fortlaufender Kontrolle in geschlossener Anstalt durchgeführt werden. Es ist leicht verständlich, warum Ärzte, welche diese strengen Diätkuren ambulatorisch durchzuführen suchten, zu absprechendem Urteil über ihre Dnrchführbarkeit, Bekömmlichkeit und therapeutische Tragweite gelangten.

Die strengen Kuren mit Eiweiss-Fett-Diät strebten darauf hin, die am Kohlenhydrathaushalte beteiligten Organe zeitweilig zu schonen und als Frucht einen Anstieg der Toleranz davonzutragen. Dass dies in Fällen leichter und mittelschwerer Glykosurie und bis zu einem gewissen Grade sogar in azidotischen Fällen erreichbar und erreicht worden ist, steht ausser Frage. Es sei auf die Werke von A. Cantani, B. Naunyn, E. Kuelz, C. von Noorden verwiesen. Zu welchem Segen diese Kostform, sachkundig geleitet, Tausenden von Zuckerkranken geworden ist, droht neuerdings in Vergessenheit zu geraten.

Schon Cantani erwähnt, bei strenger Eiweiss-Fett-Diät sei ungezügelte Zufuhr von Albuminaten nicht zweckmäfsig; man solle mit so wenig davon auskommen, wie zu Aufrechterhaltung guten Kräftezustandes hinreiche. Die Kalorienwerte der Kost solle man hauptsächlich mit Fett decken. Wie gross soll nun der Eiweissgehalt der strengen Diät sein? Dies hängt wesentlich von den Aufgaben ab, denen sie dienen soll. Wenn sie, nach Art der später zu besprechenden Hungerkuren, zunächst den Kranken nur entzuckern und für eine zweckmäfsige Dauerkost vorbereiten soll, ist die ursprünglich benützte Menge von 140—160 g (abgestimmt auf den erwachsenen Mann mittleren Gewichtes), entsprechend dem Proteinwert von etwa 500 g zubereitetem Fleisch, zweifellos zu gross. Wir wollen eine solche Kost „volle Eiweiss-Fett-Kost" oder „volle Fleischkost" nennen. B. Naunyn wich in schwierigeren Fällen auf 70—75 g Eiweiss zurück. Ich selbst machte von dieser eiweissärmeren strengen Diät unter dem Namen „halbe Fleischkost" seit langem sehr ausgedehnten Gebrauch. In der Erkenntnis, dass auch hiermit nicht die maximale Wirkung kohlenhydratfreier Diät erzielt werde, führte ich daneben noch als strengere Form die sog. „Gemüsetage" ein, die wegen Beigabe von 4—5 Eiern noch 50—60 g Protein führen; ferner die sog. „verschärften Gemüsetage" mit durchschnittlich 4—5 Eidottern und einem Gesamtwert von 35—45 g Protein. Bei den beiden strengeren Formen (Gemüsetage und verschärfte Gemüsekost) lässt sich zwar 2—3 Tage lang die Fettzufuhr auf 200 g und mehr steigern, nicht aber längere Zeit hindurch. Da kommt man selten über 150 g Fett hinaus. Bei eiweissreicherer strenger Diät könnte man ernährungstechnisch weit höher gelangen. Wenn die kohlenhydratfreie Kost auf kürzere Zeit bemessen ist, wie es bei einleitenden Schonungskuren meist der Fall, pflege ich seit längerem mit Rücksicht auf den Nachweis G. Forssners, dass bei kohlenhydratfreier Kost grössere Fettgaben die Azetonbildung begünstigen, die beiden eiweissreicheren Formen der strengen Diät mit maximal 150 g, die beiden eiweissarmen Formen mit maximal 100—120 g Fett auszustatten. Der Gesamtwert der ersteren stellt sich damit auf rund 2000, der der letzteren auf rund 1500 Kalorien ein. Die kohlenhydratfreie Kost wird so in allen ihren Formen zu einer Diaeta parca, die den Kalorienbedarf nicht deckt. Ihre Bekömmlichkeit wird dadurch gehoben, ihr Einfluss auf die Azetonurie abgeschwächt; anderseits wird aber auch die Dauer ihrer Anwendbarkeit verkürzt. Langdauernde, d. h. vielwöchige und vielmonatige Anwendung der strengen Diät, wozu man nur unter besonderen Umständen sich entschliesst, macht meist höhere Fettgaben nötig; dies vor allem bei Zuckerkranken, die in voller Arbeit stehen. Sonst würde der kalorische Bedarf nicht entfernt gedeckt. Man gelangt auf 200—250 g Fett täglich. Voraussetzung ist aber, dass dabei die Azetonurie nicht steigt, sondern sinkt. Wie lange bekannt, ist dies in gutartigen Fällen sehr häufig der Fall.

Die sehr starken Bedenken, die F. M. Allen und J. P. Joslin gegen reichliche Fettzufuhr bei Diabetikern äussern, halte ich für zu weitgehend. Sicher sind sie unberechtigt, wenn die Kost neben den Eiweissträgern auch Kohlenhydrate, selbst in nur mäfsigen Mengen enthält.

Von den drei hauptsächlichen organischen Nährstoffen enthält die Gemüsekost nur die spärlichen Kohlenhydrate der sorgfältig ausgewählten Gemüse (Sauerkraut, Gurken, Tomaten, Spargel, Blattgemüse) und als weitaus überragenden Kalorienträger Fett. Um die eiweissarme Gemüsekost sich voll auswirken zu lassen, ist möglichst vollständiger Ausschluss zuckerbildender Kohlenhydrate erforderlich. Was die Analysentabellen als Kohlenhydrate der Gemüse bezeichnen, ist nicht alles zuckerbildende Substanz (Amylum, Zucker und deren Zwischenstufen), sondern besteht zum grossen Teile aus Pentosen und Pentosanen, deren Einfluss auf die Zuckerproduktion — wenn überhaupt vorhanden — nur sehr gering ist. Lösliche Amylumderivate (Zucker und Zwischenstufen) werden fast völlig entfernt, wenn man nach fünfminutigem Sieden das Brühwasser abgiessen lässt. Da die Kost nur auf wenige Tage berechnet ist, schadet die gleichzeitige Demineralisierung nichts. Ein äusserst stärkearmes Grüngemüse erhält man, wenn das Gemüse in frühen Morgenstunden gepflückt wird. Die Pflanze verbraucht in der Nacht fast vollständig das am Tage unter Lichteinfluss gespeicherte Amylum.

In der Stufenfolge: Volle Fleisch-Fett-Kost, halbe Fleisch-Fett-Kost, Gemüsekost, verschärfte Gemüsekost besitzen wir nun äusserst wirksame und erprobte Hilfsmittel, abnorme Steigerung der Zuckerproduktion zu dämpfen und zu verhüten. Um nach unzweckmäfsiger Lebensweise Ordnung im Zuckerhaushalt zu schaffen, den Organismus für vernünftige Dauerkost vorzubereiten, als Schaltstücke zwischen Perioden kohlenhydratreicher Kost zu dienen, sind alle diese Kostformen heute noch ebenso wertvoll wie je. Namentlich wurden die schärferen Formen bei den Haferkuren und bei allen daraus abgeleiteten sonstigen Amylaceen- und Kohlenhydratkuren als Schaltstücke nach wie vor als unentbehrlich erkannt Bei gemischten eiweissarmen und kohlenhydratreichen Ernährungsformen, wie wir sie in den Vorschriften von R. Kolisch und W. Falta finden, bilden sie das Halbstück der ganzen Kost.

Für kohlenhydratfreie Kost längerer Dauer eignen sich die beiden eiweissarmen Formen der strengen Kost nicht. Meine eignen einschlägigen Versuche darüber liegen weit zurück. Mein früherer Schüler L. v. Lengyel berichtete darüber schon im Jahre 1898. Bei Ausschluss der Kohlenhydrate wird schon nach einwöchiger Dauer knappe Proteinzufuhr schlecht vertragen. Der Kräftezustand leidet, obwohl es selbst bei wochenlanger Dauer nicht zu N-Verlusten des Körpers zu kommen braucht, worüber ich schon vor 23 Jahren berichtete (Zuckerkrankheit, II. Auflage, S. 87, Berlin 1898). Dagegen fand ich in mittelschweren und schweren Fällen trotz aller Deckung des Kalorienbedarfs und Erhaltung des N-Gleichgewichtes, sehr oft starke Steigerung der endogenen Harnsäure und gesamten Harnpurine. Reichliche Kohlenhydratzufuhr hebt dies nicht auf, wie Versuche in langgestreckten Haferperioden bewiesen. W. Falta bestätigt neuerdings diesen Befund für seine „Mehlfruchtkost." **Der auf Schädigung des Nukleinbestandes hinweisende Befund sollte angesichts der steigenden Beliebtheit langgestreckter eiweissarmer Kuren nicht übersehen werden.**

Die erste Angabe über Hyperpurinurie findet sich im Abschnitt „Diabetes" im Handbuch der Pathologie des Stoffwechsels, II. 90, 1907. Obwohl später von mir häufig wieder erwähnt, wurde die wichtige Tatsache kaum beachtet. In einem noch nicht veröffentlichten Versuche konnte die Hyperpurinurie durch Zulage von 70 g Käse, nicht aber durch Zulage entsprechender Mengen Pflanzenklebers unterdrückt werden. W. Falta meint (Mehlfrüchtekuren, S. 83), die Hyperpurinurie hinge mit Kohlenhydratarmut der Kost zusammen. Dies stimmt aber weder zu meinen, noch zu seinen Befunden. Es ist möglich, aber noch nicht bewiesen, dass bei Zuckerkranken Niedergang der Kräfte und Hyperpurinurie in gewissem Zusammenhang stehen. Vielleicht lässt sich aus dem Verhalten der endogenen Purinurie auch ein Wertmesser für Zulässigkeit und Nichtzulässigkeit bestimmter Ernährungsformen als Dauerkost entwickeln.

Wie sich dies nun auch entscheiden möge, jedenfalls müssen wir schon auf Grund einfacher klinischer Erfahrung gleichzeitige Eiweissarmut und Kohlenhydratfreiheit der Kost, wie sie in den Gemüsetagen vertreten sind, so glänzend sich diese auch in Form kurzfristiger Perioden bewähren, als Dauerkost beanstanden.

Wenn sich kohlenhydratfreie Kuren über mehr als 5—6 Tage erstrecken sollen, halte man unbedingt an hoher Proteingabe, d. h. an mindestens 100—110 g fest, scheue aber in nicht-eiweissempfindlichen Fällen auch vor 140—160 g nicht zurück. Wir sind heute so weit, dass wir die Ehrenrettung dieser ältesten Form rationeller Diabetikerkost als etwas ganz modernes bezeichnen müssen. Um nicht in scheinbaren Widerspruch mit späteren Ausführungen zu geraten, mache ich ausdrücklich darauf aufmerksam, dass ich hohe Eiweissgaben nur bei möglichst kohlenhydratfreier Kost (bei „strenger Diät") für zulässig halte. Nur in dieser Form bleiben die hohen Eiweissgaben im Rahmen einer Schonungskost. Im Verein mit mäfsigen oder gar grösseren Gaben von Kohlenhydrat werden sie zu schädlicher Reizkost.

Seit Einführung der Haferkuren hat die kohlenhydratfreie Kost ein viel engeres Indikationsgebiet als früher:

1. Bei Toleranzprüfungen, um den Grad der Eiweissempfindlichkeit des vorliegenden Falles zu erkennen. Man kann dieselbe auch auf andere Weise ermitteln. Bei kohlenhydratfreier Kost geht es aber besonders schnell und bequem.

2. Bei leichten Formen der Glykosurie, namentlich wenn dieselben frühzeitig zur Behandlung kommen, und mit besonders gutem Erfolge bei fetten Personen. Bei Vermeidung übertriebener Fettzufuhr steht diese Ernährungsart der W. Ebsteinschen Entfettungskost sehr nahe und beseitigt langsam etwaigen Fettüberschuss. Nicht-azidotische Diabetiker wurden früher Wochen und viele Monate lang mit strenger Diät behandelt. Rückschauend auf das weitere Schicksal solchermaßen behandelter Diabetiker, muss man sich sehr befriedigt äussern, und bei mir persönlich hat sich die Meinung noch keineswegs gefestigt, dass man bei Leicht-Diabetikern mit irgendeiner anderen Ernährungsform auf die Dauer besseres erreicht, als durch lange Perioden kohlenhydratfreier Kost, zu welcher erst viel später — nach Maßgabe von Toleranzbestimmungen —, unter gleichzeitiger Berücksichtigung des Eiweissverzehrs, Kohlenhydrate hinzutreten. Wie E. Lampé auf Grund mehrjähriger Erfahrungen an unserer Klinik berichtete (Therap. Monatsh. 1918, S. 337), steht aber gar nichts im Wege, die kohlenhydratfreie Kost einmal wöchentlich durch einen Kohlenhydrattag beliebiger Art zu ersetzen. Wir machen seit Jahren fast regelmäßig Gebrauch davon und lassen gewöhnlich einen Gemüsetag nachfolgen. Wie Lampé mitteilte, bevorzugen wir für die Kohlenhydrat-Schalttage Obst (Äpfel oder, wenn greifbar, Bananen). Wir erreichten damit völlige Fettfreiheit, und die günstigen Erfahrungen, die wir damit machten, rechtfertigen die Forderung R. Uhlmanns nach gelegentlichem Einschieben fettfreier Tage. Nirgends sind solche Einschiebsel wichtiger, als innerhalb der Perioden strenger Diät.

Die beiden wöchentlich wiederkehrenden eiweissarmen Tage stellen unter allen Umständen sicher, dass der durchschnittliche Eiweissverzehr der Woche nicht zu hoch steigt. Wenn die kohlenhydratfreie eiweissreiche Diät, als beherrschende Kost, sehr lange Zeit durchgeführt werden soll, ist es ratsam, sie aller 5—6 Wochen durch eine dreitägige, von Gemüsetagen umrahmte Kohlenhydratkur zu unterbrechen, und zwar in der typischen Anordnung, wie ich sie s. Z. für die Haferkuren empfohlen habe, und wie sie dann für alle anderen Kohlenhydratkuren, einschliesslich der Faltaschen Mehlfrüchtekuren übernommen wurde.

Wenn ich gerade für die noch leichten Fälle langgedehnte strenge (kohlenhydratfreie) Diät — jetzt in der oben geschilderten, **abgeänderten, von Kohlenhydrat-Einzeltagen und von gelegentlichen Kohlenhydratperioden unterbrochenen, milderen Form** — empfehle, so geschieht dies wesentlich von dem Gesichtspunkt aus, dass keine andere Kostform so sicher vor Übergriffen schützt. Es ist einer der wichtigsten, in der Praxis leider schwer missachteten Grundsätze der Diabetestherapie, dass gerade leichte Frühformen der strengsten und folgerichtigsten Diätbehandlung bedürfen. Freilich werden wir auch damit einen Diabetes, der auf stetig fortschreitender Pankreasdegeneration beruht, in seinem Gange nicht aufhalten können. Für die grosse Mehrzahl der Fälle gilt aber doch, dass je nach Behandlungsform in den Frühstadien noch alles zu gewinnen und noch alles zu verlieren ist.

3. Über den beschränkten Gebrauch kohlenhydratfreier Kost in azidotischen oder zur Azidosis neigenden Fällen wird später die Rede sein (S. 34).

4. Ein- bis zweiwöchige kohlenhydratfreie, strenge Diät ist des weiteren angezeigt als Einschiebsel nach längeren Perioden kohlenhydratreicher Kost, z. B. nach wochenlang hintereinander geschalteten Hafer- oder sonstigen Mehlfruchtkuren aller Art mit sehr niedrigem Proteingehalt. Allerdings ist dabei gewisse Vorsicht geboten (vergl. unten). Gerade die Kriegszeit, in welcher solche Kostform vorherrschte, bestätigte mir diese alte Erfahrung in zahlreichen Einzelfällen wieder aufs neue.

Es muss für jeden unbefangenen Beobachter eine eindruckvolle Erfahrung sein, welchen Zuwachs an Frische und Leistungsfähigkeit die zeitweilige Umstellung des proteinarmen Gemüse-, Brei- und Suppeneinerleies auf proteinreiche und kohlenhydratfreie Kost den Patienten bringt.

5. Bei Kräfteverfall, wie er auch ohne Azidosis vorkommt und wie er dann häufig zu dem sog. kardiovaskulären Koma überleitet, also in den Vorstadien des letzteren, erweist sich die Umstellung auf strenge fleischreiche Kost manchmal geradezu lebensrettend. Beiläufig bemerkt, ist es doch wohl mehr als Zufall, dass uns das früher seltene

kardiovaskuläre Koma in der Zwangsperiode kalorien- und eiweissarmer Kost häufig gegenübertrat, und dass wir daran manchen Diabetiker verloren, dem wir auf Grund der diabetischen Stoffwechsellage ein längeres Leben zugesprochen hätten.

Schwierigkeiten und Gefahren strenger, kohlenhydratfreier Kost werden häufig überschätzt. Schwierigkeiten bestehen nur auf ernährungstechnischem Gebiete; sie lassen sich aber überwinden; für den hierin erfahrenen Arzt und für entsprechend eingeschulten Patienten kommen die Schwierigkeiten überhaupt nicht mehr in Betracht. Gefahren bringt strenge Diät dem nichtazidotischen Diabetiker durchaus nicht mehr als dem Gesunden. Auch eine schon bestehende schwache Azetonurie steigt gewöhnlich nicht zu bedrohlicher Höhe; nach wenigen Tagen folgt in günstig beeinflussbaren Fällen in der Regel wieder ein Abfall. Ob dies eintritt oder nicht, ist ein wichtiges Kriterium dafür, ob man mit der strengen Diät fortfahren darf oder nicht. Wirklich gefährlich ist strenge Diät nur dann, wenn schon vorher, bei kohlenhydratreicher Kost, die Azidosis einen bedenklichen Grad erreicht hatte. Im allgemeinen müssen Perioden strenger Diät um so kürzer sein und schliesslich zu 2—3 Tagen oder gar nur zu einzelnen zwischengeschobenen Tagen zusammenschrumpfen, je mehr man mit Azidosis zu rechnen hat. Beigabe von 5—10 g Alkalien ist bei Azidosis immer notwendig.

In der von einzelnen Kohlenhydrattagen und von periodisch sich wiederholenden Kohlenhydratkuren (Haferkuren usw.) unterbrochenen Form (s. S. 14) wird die Gefahr länger gestreckter strenger Diät wesentlich abgeschwächt.

Unter allen Umständen aber bedarf strenge Diät sachkundiger Aufsicht, bis man sich von ihrer guten Bekömmlichkeit einwandsfrei überzeugt hat.

Über Einzelheiten, welche bei strenger Diät ernährungstechnisch in Betracht kommen, ist hier nicht der Platz zu reden (vergl. darüber: C. von Noorden, Zuckerkrankheit, VII. Auflage, Berlin 1917).

B. Hungertage, Hungerkuren, Unterernährung.

1. Hungertage. Fasttage stellen den vorgeschobensten Posten der Schonungskuren dar. Ihre Empfehlung stammt von A. Cantani; ihm schloss sich mit besonderem Nachdruck B. Naunyn mit seinen Schülern, später auch ich selbst an. Die mit Bettruhe verbundenen Fasttage, welche alle Nahrungsreize von der Leber fernhalten und die Ansprüche der Gewebe an Belieferung mit Zucker möglichst herabdrücken sollen, verglich ich in meinen New-Yorker Vorträgen (New Aspects on Diabetes, New-York, J. B. Treat and Co., 1912) mit den Sonntagen, die die werktägliche Arbeit unterbrechen und der Erholung dienen.

Früher benutzte ich als Schontage erster Ordnung die „verschärften Gemüsetage" (vergl. oben), ersetzte sie aber seit etwa 10 Jahren mit steigender Häufigkeit durch Bett- und Fastentage (Monographie über Zuckerkrankheit, VI. Aufl., 1912 und VII. Aufl., 1917). Da gerade in Amerika später aus den „Hungertagen" eine scharfe „Hungerkur" erwuchs, sei erwähnt, dass meine warme Empfehlung öfters eingeschalteter 36—40 stündiger Hungerperioden dort vor 9 Jahren auf lebhafte Bedenken und Widersprüche stiess.

Zu jener Zeit konnte ich auch berichten, dass bei drohender Gefahr des Säurekomas 1—2 tägiges Fasten mit alleiniger Gabe leeren Getränkes und ansehnlichen Mengen von Alkohol jede andere Ernährungsform, auch Hafertage, innerliche oder intravenöse Gaben von Lävulose usw. an Wirksamkeit übertreffe. Die Azetonurie sinkt dabei in jedem noch rettbaren Falle ausserordentlich stark und schnell ab, bei gleichzeitiger starker Senkung des Blutzuckers. (Z. B. in einem Falle vorher: 42 g Harnketone, auf Oxybuttersäure berechnet, am dritten Hungertage 0,3 g; vorher 380 mgr Blutzucker; am dritten Hungertage 120 mgr.)

Das Absinken der Ketonurie an den Hungertagen ist um so bemerkenswerter, als bei Gesunden und bei Leichtdiabetikern Hungern bekanntlich Ketonurie nach sich zieht. Auch die gute Bekömmlichkeit und der übrigens schon lange bekannte antiketonurische Einfluss des Alkohols sind bemerkenswert, da ja andere Narkotika die Gefahr des Komas steigern. Ich betrachte Alkohol als ein ganz wesentliches Teilstück einer zur Beseitigung von Komagefahr eingeleiteten Hungerkur. Wir gaben Alkohol oft bis zu beginnendem Alkoholrausch; der Alkoholrausch verfliegt, der Komarausch nicht. Nach Verschwinden der eigentlichen Komagefahr erfolgt dann der Wiederaufbau der Ernährung über langsam gesteigerte Gaben von Kohlenhydratträgern.

2. Hungerkuren. Zu planmäfsigen, länger sich hinziehenden Kuren wurde das Fasten zuerst von M. Guelpa benützt (1908 und 1910); nebenher ging starkes Laxieren mit salinischen Abführmitteln.

Die ausserordentliche Härte und lange Dauer des Guelpaschen Verfahren brachten natürlich selbst in schwersten Fällen eine gewisse Periode der Aglykosurie. Wenn die Methode aber nur innerhalb der Machtsphäre einzelner Ärzte sich Geltung verschaffte, so lag dies offenbar in ihrer hemmungslosen Übertreibung. Ich selber sah etwa 10 Patienten, die nach Guelpas Verfahren behandelt worden waren. Sie alle klagten, wie ausserordentlich und wie nachwirkend elend sie sich nach der Kur gefühlt hätten, wie stark das Bedürfnis nach reichlicher und kräftiger Kost nachher gewesen sei, und wie schnell dann bei Befriedigung dieses zwingenden Bedürfnisses der frühere Stand der Glykosurie wieder erreicht worden sei. Dennoch steckte in der Guelpaschen Pferdekur ein guter Kern. Brauchbare Dienste mit langer Nachwirkung tat sie mir mehrfach bei stark überfütterten muskelkräftigen, aber auch fettleibigen Menschen mit leichter Glykosurie. Dies findet seine Analogie in entsprechend energischen

Entziehungs-, Trink- und Trainingkuren, welche man früher häufiger als jetzt in Homburg, Karlsbad, Kissingen, Marienbad usw. mit Erfolg durchführte.

Sorgfältiger und mit besserer Stütze auf theoretische Grundlagen baute F. M. Allen die Hungerkuren aus. Ihm folgten dann zahlreiche amerikanische Ärzte, namentlich in einer bemerkenswerten Monographie J. P. Joslin. Jede Behandlung beginnt mit einer Folge von Hungertagen, die sich in der Regel über 3—4 Tage, unter Umständen weit länger hinziehen. Dies hat den Zweck und meistens auch den Erfolg, zunächst einmal mit Glykosurie, Hyperglykämie und Ketonurie gründlich aufzuräumen. Nach völliger Auswirkung der Hungerkur wird die Ernährung unter schärfster Kontrolle mit überaus knapper Kost, gleichsam einschleichend wieder aufgebaut, wobei innerhalb der knappen Kost — je nach Umständen — bei Kohlenhydraten oder Proteinen das Übergewicht liegt. In allen durch Azidosis gefährdeten Fällen überschreitet wochenlang die tägliche Fettmenge 50—60 g nicht, dies aus Furcht vor dem Entstehen von Ketonkörpern aus höheren Fettsäuren. Während des tastenden Vorschiebens der Nahrungszufuhr schaltet Joslin immer aufs neue 1—2 Fasttage ein, wofür namentlich das Verhalten des Blutzuckers als Wegweiser dient. Z. B. entfielen in einem, von Joslin als Typus vorgeführtem Falle auf 30 Kurtage 10 Fasttage. (Joslin, Treatment of Diabetes mellitus, II. Ed., p. 315, 1917.) Über 3 Gruppen von je 30 Fällen gibt Joslin folgende, die Durchschnittwerte darstellende Tabelle:

Kur- dauer Tage	Gewichts- verlust kg	Tägliche Nahrungseinfuhr im Durchschnitt										
		Erste Woche						Letzte Woche				
		KH g	Eiw. g	Fett g	Alkoh. g	Cal.	Cal. p.kg	KH g	Eiw. g	Fett g	Alkoh. g	Cal.	Cal p.kg
33	3,1	19	17	11	2	243	4	26	54	76	1	992	18
23	2,9	25	24	6	1	234	4	43	60	82	4	1151	21
28	1,6	27	24	16	1	356	9	43	60	90	3	1239	23

Die dieser Vorbehandlung angeschlossene Dauerkost passt sich natürlich der Lage des Einzelfalles an, hält aber als Hauptstück an dem Bouchardatschen Grundsatz fest: „De manger le point possible" Im Rahmen der Dauerkost sind dann periodisch wiederkehrende Fasttage vorgesehen. Im übrigen werden dauernde schärfste Kontrollen des

Harns und des Blutzuckers und — soviel ich aus den Berichten von Patienten ersehe — spätere, oft jährlich mehrfach, sich wiederholende extreme Schonungskuren, nach Art der vorbereitenden Entziehungskur, gefordert.

Das Allensche Verfahren ist zweifellos äusserst wirksam. Kein einzelnes Stück des Verfahrens ist grundsätzlich neu. Neu ist, dass von den bekannten Schonungsverfahren für die einleitende Behandlung und für die Dauerkost die weitestgehenden in besonders scharfer Form zusammengefasst wurden. Was dem Verfahren den Ruf grundsätzlicher Neuheit einbrachte, war der Umstand, dass man in Amerika vorher in keiner Weise gewohnt war, den Diabetes in energischer und planmäfsiger Form diätetisch anzugehen. Als man dies jetzt zum ersten Male tat, stand man vor Erfolgen, die überraschen mussten. Für uns waren weder die einleitenden, entlastenden Schonungskuren mit Einschluss von Hungertagen, noch die Vermeidung der Überfütterung und die Beschränkung der Proteine, noch das tastende Vorgehen beim Ausbau der Dauerkost, noch die Forderung fortlaufender Kontrolle, noch die Erfolge etwas grundsätzlich Neues, wenn wir auch mit weniger einschneidenden Mafsnahmen auszukommen glaubten und auch sonst in manchen Einzelheiten von dem Allenschen Verfahren abwichen. Jedenfalls ist es ein sehr grosses Verdienst Allens, den ungeheuren Vorteil einer planmäfsigen, vor schärfsten Mafsnahmen nicht zurückschreckenden Diätbehandlung des Diabetes in das hellste Licht gesetzt und die Tragweite ihrer einzelnen Teilstücke vor Augen geführt zu haben. Dies wird und muss auch auf die bei uns übliche Methodik zurückwirken.

Was die Technik des Allenschen Verfahrens betrifft, so halte ich es nicht für zweckmäfsig, wenn Joslin den Kranken an den Fasttagen das Ausserbettsein und gar das Spazierengehen gestattet. Nicht das subjektive Gefühl des Könnens darf hier Richtschnur sein, sondern die Erwägung, dass nur bei völliger Bettruhe, bei Ausschluss aller geistiger Anstrengung, unter Umständen bei Beruhigung des Zentralnervensystems durch öftere kleine Gaben von Narkotika (etwa 3—4 mal täglich 0,25 g Adalin oder 0,3 g Somnazetin) die Antriebe zur Zuckerproduktion auf das denkbar tiefste Mafs herabgeschraubt werden. Mittels dieser Mafsnahmen habe ich zumeist das von Allen als nächstliegend bezeichnete Ziel, d. h. Beseitigung der Glykosurie, Annäherung des Blutzuckerspiegels an normale Werte, Niederdrücken der Azidosis auf ungefährlichen Stand, viel schneller, d. h. in 40 bis allerhöchstens 60 Stunden Hungerns erreicht.

Aus Joslins Tabelle ist als wesentlichste Eigenart des Allenschen Verfahrens die wochenlange äusserst kalorienarme Ernährung ersichtlich. Sie greift weit über das hinaus, was Naunyn und Weintraud mit halber Fleischkost, was ich mit den Gemüsetagen, was R. Kolisch mit seiner Diaeta parca zur Anwendung brachten. Wenn auch nach den Angaben Joslins die Kranken ohne merkbare Einbusse an Kräften und ohne starken Gewichtsverlust aus der scharfen, mit zahlreichen Hungertagen durchsetzten Entziehungskur hervorgehen, so lässt sich die Tatsache beträchtlicher Unterernährung doch nicht hinwegräumen. Zwar hebt Joslin verschiedene Umstände hervor, die auf ein Absinken des Kalorienumsatzes hinwirken (Abschwächung der Nahrungsreize, Erniedrigung des Eiweissumsatzes, Absinken der Azidosis u. a.). Der durch sie bedingte Abfall reicht aber bei weitem nicht hin, das Dargebotene zu einer Erhaltungskost zu stempeln. Wo der Gewichtsverlust auffallend gering, ist zweifellos gewichtssteigernde Anwässerung des Körpers zu buchen, eine der Ödemkrankheit nahestehende Erscheinung.

Die praktisch wichtige Frage lautet, ob es wirklich notwendig ist, die primäre Behandlung mit den äusserst scharfen Maſsnahmen des Allenschen Verfahrens zu eröffnen und durchzuführen. Es gibt zweifellos Fälle, wo alles darauf ankommt, eine mächtige Übererregbarkeit des zuckerbildenden Apparates möglichst schnell zu dämpfen, und wo der kürzeste Weg zugleich der sicherste ist. Da gibt es kein besseres Verfahren als das Allensche in seiner ganzen Schärfe. Alle anderen Rücksichten müssen zurücktreten. Aber nur für den ersten Beginn verspricht Allens Verfahren grössere Schnelligkeit des Erfolges. Die Gesamtdauer der Schonungskur stimmt im Durchschnitt genau mit der sonst üblichen überein (4 Wochen; vgl. die Joslinschen Tabellen S. 330—333). Aus den bisher veröffentlichten Krankengeschichten der Allenschen Schule scheint mir hervorzugehen, dass die früher bei uns üblichen Schonkuren, welche sich ja auch der Fasttage in bescheidenerem Umfange bedienen, in der überragenden Mehrzahl der Fälle weder in bezug auf den augenblicklichen Erfolg noch in bezug auf Dauererfolg hinter den scharfen Entziehungskuren Allens zurückbleiben.

Bei der äusserst verschiedenen Reaktionsfähigkeit der Diabetiker auf Diätmaßnahmen lässt sich nicht Fall gegen Fall abwägen. Selbst der Vergleich grösserer Reihen ist trügerisch und könnte bei der ausserordentlichen Verschiedenheit der die Reihen zusammensetzenden Einzelfälle kaum den Ansprüchen statistischer Wissenschaft genügen.

Für den Dauererfolg kommt es ganz sicher nicht darauf an, mit welcher Methode das Niederdrücken der Glykosurie, der Hyperglykämie, der Azidosis gelang und die angestrebte Beruhigung des zuckerbildenden Apparates erreicht worden ist. Für den Dauererfolg ist natürlich in erster Linie Art und Charakter des diabetogenen Prozesses maſsgebend; weiterhin, ob die Suggestivkraft des ärztlichen Einflusses stark genug ist, und ob die äusseren Umstände es erlauben, die gewissenhafte Durchführung der der Stoffwechsellage angepassten Vorschriften zu sichern; schliesslich, ob eine hinreichende Kontrolle es ermöglicht, Änderungen der Stoffwechsellage mit entsprechenden Änderungen der Vorschriften rechtzeitig sich anzuschmiegen.

Wenn Allen bei kurzbefristeten, einleitenden Schonkuren und bei späteren Wiederholungen derselben das Fett vollkommen ausschaltet, um die Quelle der Ketonkörper möglichst zu verstopfen, so kann man zwar dagegen anführen, daſs die Befürchtungen übertrieben sind, aber schweren und dauerhaften Nachteil wird die Entziehung des Fettes nebst der ihm anhaftenden Lipoide und anderen Vitamine innerhalb der kurzen Zeit kaum bringen. Selbst etwaige Wasseranreicherung des Körpers im Sinne der Ödemkrankheit (s. oben), wie wir sie bei fettarmer Kost im Kriege oftmals sahen, ist nicht als Dauerschaden zu buchen. Anders wäre es zu beurteilen, wenn man Fettarmut auch für die Dauerkost des Zuckerkranken zum Gesetz erheben wollte, wie ich es in schriftlichen Vorschriften, die man Zuckerkranken gegeben hatte, neuerdings mehrfach antraf. Die Tatsache, dass man einen Zuckerkranken bei gleichzeitiger Beschränkung der Kohlenhydrat- und Eiweissträger ohne kalorisch auffüllende Fettgaben nicht auskömmlich ernähren kann, ist heute noch ebenso wahr, wie früher. Die ehernen Gesetze des Kalorienbedarfs lassen sich nicht wegdisputieren. Bei fortgesetzter Unterernährung würde der Körper sicher geschädigt werden; bei dem einen Kranken würden die Folgen früher, beim anderen später in die Erscheinung treten.

3. **Knappe Dauerkost.** Wie erwähnt, bildet bei der Allenschen Methode knappe Ernährung ein Hauptstück der Dauerkost; d. h. der Gesamtkalorienwert soll unter das sonst übliche Maſs der Erhaltungskost rücken. Obwohl schon von Prout, Cantani, Bouchardat, v. Düring, Naunyn u. a. vorbereitet, wurde die Diaeta parca doch zuerst von R. Kolisch vor mehr als 20 Jahren planmäſsig zur Behandlungsmethode erhoben. Was Kolisch sagte („Diätetische Therapie", 1900), lässt sich in drei Hauptsätze vereinen:

1. Je tiefer die Proteinzufuhr sinkt, desto höher steigt die Toleranz für Kohlenhydrate. Zugunsten der letzteren enthält die von Kolisch vorgeschlagene, im wesentlichen vegetabile Kost im Durchschnitt nicht mehr als etwa 75 g Protein, meist weniger.

2. Das animalische Eiweiss, insbesondere das Fleisch, reizt erheblich stärker zur Zuckerproduktion als das Pflanzeneiweiss. Daher schaltet Kolisch das Fleisch ganz oder möglichst ganz aus.

3. Der Kalorienumsatz des Diabetikers schmiegt sich einem verringerten Kostmaſse an. Insbesondere können sich Schwerdiabetiker „mit Leichtigkeit" mittels 20—25 Kalorien bei mäſsiger Bewegung im Gleichgewicht halten. Entsprechend herabgesetzte Kalorienzufuhr bedeute für den Diabetiker daher keine „Unterernährung", sondern eine seinem wahren Bedarfe angepasste Ernährungsform. Da jede Überlastung mit Nahrungsreizen die Stoffwechsellage bedrohe, müsse der kalorische Gesamtwert der Kost — zum mindesten in schweren Fällen — ungefähr um ein Drittel hinter dem üblichen Kostmaſse des Gesunden gleichen Körpergewichtes zurückstehen.

Obwohl auch bei Joslin sich einige Hinweise finden, dass im Sinne Naunyns und Kolischs der Kalorienumsatz sich verringerter Zufuhr anschmiegen könne, und obwohl W. Falta ein Sinken des Kalorienumsatzes unter dem Einflusse sehr geringer Eiweissgaben nachwies, bewegen sich doch alle mit einwandsfreien Methoden bisher festgestellten Erniedrigungen des Kalorienumsatzes bei Zuckerkranken innerhalb der Werte, um die nach Zuntz-Loewy und nach E. Grafe der Kalorienumsatz auch bei unterernährten Nicht-Diabetikern absinken kann. Einzelne Sonderfälle mit besonders starkem Abfall kamen auch bei Nicht-Diabetikern vor. Bislang ist es durchaus unwahrscheinlich, dass es im Sinne von Kolisch eine spezifisch-diabetische Erniedrigung des Kalorienumsatzes gibt.

Daher ist der dritte Hauptsatz Kolischs, was er selbst schon andeutete, dahin abzuändern: der Kalorienwert der Kost soll sich auf dasjenige Maſs beschränken, welches zur Aufrechterhaltung befriedigenden Kräfte- und Ernährungszustandes gerade hinreicht. Mit dieser Fassung wird jeder Kenner der Diabetestherapie übereinstimmen. Durch wohlgemeinte Überfütterung wird stark gesündigt und geschadet, oft gegen den Willen der Ärzte, indem man fälschlich das Parallelgehen von Ernährungs- und Kräftezustand als etwas Selbstverständliches annimmt, während oft die Entwicklung der beiden einander entgegengesetzt verläuft. Dass abweichend von unverständiger Überfütterung durch das Festhalten an den hier dargelegten drei Grundsätzen die Stoffwechsellage des Diabetikers begünstigt wird, lehrte im grossen und unfreiwillig die Kriegszeit. Ich wies an anderer Stelle einmal darauf hin (Med. Klinik, 1921, Nr. 1), dass nur diejenigen Diabetiker von der Kriegskost Vorteil zogen, die vorher ungeschult oder falsch belehrt in bezug auf diese oder jene Nährstoffe des Guten zuviel taten und nun durch äussere Umstände zum Maſshalten genötigt wurden.

Unbestritten hat die klare Formulierung Kolischs, in Verbindung mit den kurz darauf von mir empfohlenen Haferkuren, einen starken Einfluss auf die Entwicklung der Diabetestherapie ausgeübt und bedingt, dass während der letzten 20 Jahre die Einstellung des Verhältnisses zwischen Protein und Kohlenhydrat zu dem wichtigsten Problem der Diabetestherapie geworden ist. Wie gut sich die Erfahrungen über Kohlenhydratkuren in den Rahmen der aufgestellten Leitsätze fügen, hat Kolisch frühzeitig erkannt und mehrfach ausführlich dargelegt. In der Monographie von Falta über Mehlfrüchtekuren finden wir seinen Gedankengang wieder.

C. Kohlenhydratkuren.

Die Kohlenhydratkuren (im engeren Sinne des Wortes) datieren von der Empfehlung der Haferkuren, worüber ich (nach mehrjährigem Ausproben) zuerst im Jahre 1903 berichtete. Die Theorie von einer Sonderwirkung der Haferstärke fiel schon sehr bald (vgl. Referat von A. Magnus-Levy; Kongr. f. inn. Med. 1911). Inzwischen wurden zahlreiche andere Kohlenhydratträger, namentlich aus der Amylaceengruppe, durchprobiert. Den Kohlenhydrattagen verwandt sind die Karell-Milchtage (600—1200 ccm Milch). Einen sehr brauch-

baren Fortschritt bedeutete die Einführung des Karamels durch
E. Grafe; in gleicher Form wie die Hafertage verabfolgt, bewährt
es sich namentlich bei sehr grosser Reizbarkeit des Diabetikers gegenüber echten Kohlenhydraten und bei gleichzeitig hoher Azidosis.
Während man sich früher für die einzelne Kohlenhydratkur nur eines
einzelnen Kohlenhydratträgers bediente, ging W. Falta zu einem
Gemisch derselben über, indem er für die Auswahl nur Menge und
Verhältnis der Proteine zu den Kohlenhydraten in Betracht zog. Diese
gemischten Kohlenhydratkuren sind von unbestreitbarem Vorteil und
geradezu eine Notwendigkeit, wo man mit Falta die Kohlenhydratkuren über viele Wochen hinziehen und damit zu einem beherrschenden
Teilstück der Dauerkost machen will. Dem Wesen nach ist es nur
eine ernährungstechnische und keine grundsätzliche Frage, ob man zu
den Kohlenhydratkuren einheitliche oder gemischte Kohlenhydratträger
benutzen soll. Es ist aber ein entschiedenes Verdienst von Falta,
die Zulässigkeit und Brauchbarkeit der Mischungen erwiesen zu haben.

Es ist offenbar in der Literatur übersehen worden, dass ich zusammen mit
E. Lampé (Zeitschr. f. diätet. Ther. 13, S. 213, 1909) schon sehr frühzeitig,
d. h. schon vor der Veröffentlichung von L. Blum (Münch. med. Wochenschr.
1911, S. 1433) über die Brauchbarkeit des Weizenmehles und verschiedener
anderer Amylaceen vergleichende Versuche, bei gleicher Versuchsanordnung an-
stellte. Teils boten sie grössere ernährungstechnische Schwierigkeiten, teils
schlugen sie nicht ganz so günstig aus wie die Versuche mit Hafer. Wir hatten
daher zunächst keinen Grund, einen anderen Kohlenhydratträger als Hafer in
den Vordergrund zu schieben. Später machte ich selbst in Wien, in Gemein-
schaft mit H. Salomon, ausgedehnte Versuche mit Knorrschem Linsenmehl,
das sich trotz höheren Proteingehaltes gut bewährte und von manchen Diabetikern
aus geschmacklichen Gründen dem Hafer vorgezogen wurde. Ich erwähne diese
in den Jahren 1911—1913 ausgeprobten Linsenmehlkuren ausdrücklich, weil man
aus einigen neueren Arbeiten über Mehlfrüchtekuren den falschen Eindruck gewinnen könnte, als sei die Verwendung der Leguminosenmehle für den vorliegenden Zweck eine Errungenschaft der allerneuesten Zeit. Ganz besonders
gut schnitten Bananen ab (C. v. Noorden, Zuckerkrankheit, V. Aufl., 1910
und später; ferner Med. Klinik 1913, Nr. 49), deren Kohlenhydrat teils aus
Stärke, teils aus Dextrin und Invertzucker besteht. Mit den Bananen, die aus
geschmacklichen Gründen sich nicht durch Bananenmehl ersetzen lassen, war
ich zu einer Kost gelangt, die neben 140—200 g Kohlenhydrat kein Fett und
nur ganz geringe Mengen von Protein enthielt. In den Jahren 1913—1914
führte ich die Mehrzahl der Kohlenhydratkuren mit Bananen durch. Als Bananen
nicht mehr greifbar waren, ersetzte ich sie teils durch Äpfel und andere Obst-
arten (über die Verwendung von Obsttagen in der Diabetikerkost vgl. Lampé,

Therap. Monatsh. 1918, Septemberheft, und C. v. Noorden-H. Salomon, Allg. Diätetik, Berlin 1920), teils durch ein Gemisch von Kochreis und Äpfeln im Verhältnis von 1:10, wodurch eine Kost entsteht, deren Prozentgehalt an Protein, Amylum und Invertzucker der Zusammensetzung reifer Bananen annähernd entspricht. Mit Reis hatte schon früher F. Umber, mit Zucker G. Klemperer ermunternde Versuche gemacht.

Da ich an der einen und anderen Stelle von „Hafertagen" statt von „Haferkuren" gesprochen habe, meint W. Falta, ich hätte die früheren „Haferkuren" zeitlich eingeschränkt. Dies ist nicht der Fall. Das Wort „Hafertage" sollte nur zum Ausdruck bringen, dass ich mit den s. Z. üblich gewordenen, gegen meinen Rat von anderen eingeleiteten langfortgesetzten und nicht durch Schalttage unterbrochenen Kohlenhydratkuren nicht einverstanden sei. Das ist sowohl begrifflich wie in der Wirkung etwas ganz anderes, als die von mir empfohlene drei- bis viertägige, von Gemüse- und Hungertagen eingerahmte Haferperiode.

Den Haferkuren waren andere kohlenhydratreiche Kostformen vorausgegangen. Die Kostformen von v. Düring und von Kolisch gehören nicht hierher, da sie nur mit relativ grossen Mengen von Kohlenhydraten arbeiteten. Wohl aber lag in Mossés Kartoffelkur beim Stärkemehl der Schwerpunkt der Kost. Dass sie sich nicht durchsetzte und alles in allem ein Fehlschlag war, hat seinen wesentlichen Grund darin, dass die Kartoffelkost viel zu lange ununterbrochen fortgesetzt wurde. Sehr häufig kam es zu Überlastung und zu nachwirkender Verschlechterung der ganzen Stoffwechsellage. Ich kann dies mit voller Sicherheit aussprechen, da ich sowohl eine ziemlich reichliche eigne Erfahrung darüber habe, wie auch mehrere Dutzend von Fällen übernahm, die von anderer Seite nach dem Mosséschen Verfahren behandelt worden waren.

Zum Unterschied von dem Mosséschen Verfahren fasste ich die Haferkuren von vornherein zu kurzfristigen Kuren, d. h. zu einer Gruppe von 3 bis höchstens 4 Tagen zusammen. Jede solche Periode ward von Schontagen erster Ordnung, d. h. von Gemüsetagen, häufiger von verschärften Gemüsetagen, umrahmt. An Stelle eines der Gemüsetage trat später meist ein Hungertag. Die Gesamtdauer der Kur erstreckte sich im Durchschnitt auf 7 Tage. Wenn die Sachlage es foiderte, folgten sich 2 oder 3, selten noch mehr solcher Perioden. Der Wiederaufbau anderer Kost erfolgte stets über Gemüsetage. Dies alles hat auch W. Falta übernommen. Wie lange es dauert, bis man der Gemüsekost wieder Fleisch oder Kohlenhydratträger oder beides zulegen darf, richtet sich ganz nach Lage des Einzelfalles.

Nur wenn man sich an die geschilderte oder eine sehr ähnliche Form hält, ist es nach der historischen Entwicklung des Begriffes gerechtfertigt, von Kohlenhydratkuren zu reden. Auch die Faltasche Mehlfrüchtekur marschiert — von unwesentlichem Beiwerk abgesehen — durchaus nach diesen Grundsätzen und weicht nur darin ab, dass Falta 1. Gemische verschiedener Kohlenhydratträger und 2. lange Folgen von Kohlenhydratkuren bevorzugt.

Heute darf es als unbestritten gelten, dass man die Kohlenhydratkuren mit den allerverschiedensten Kohlenhydratträgern durchführen kann. Doch kein Erfahrener kann darüber hinwegsehen, dass die Wirkung verschiedener Kohlenhydratträger auf die Stoffwechsellage, trotz gleicher Kohlenhydratgabe, nicht immer dieselbe ist; sie stuft sich nach einer gewissen Rangordnung ab, und diese Rangordnung ist nicht von Fall zu Fall die gleiche.

Es wurde geltend gemacht, das meist besonders günstige Abschneiden des Hafers sei nur ein scheinbares, indem beim Durchschlagen der Hafergrütze unberechenbar grosse Mengen verloren gingen. Solch grobe Fehler dürften bei vergleichenden Versuchen doch wohl nie gemacht worden sein. Ich selbst bediente mich in den vergleichenden Versuchen, welche sich auf das Verhältnis von Hafer zu anderen Amylaceen und sonstigen Kohlenhydratträgern bezogen, stets des Hafermehles, das des Durchschlagens nicht bedarf.

Die Gründe für die verschiedene Wirkung sind noch nicht klar und sie sind wahrscheinlich verschiedener Art. Von starkem Einfluss — und damit berühren wir einen äusserst wichtigen Punkt jeder Eiweiss-Kohlenhydratkost — ist die Menge und wahrscheinlich auch die Art des die Kohlenhydrate begleitenden Proteinträgers. Hierauf Bezug nehmende Ratschläge wurden der Haferkur schon in die Wiege mitgegeben.

Aber der Proteingehalt des Kohlenhydratträgers oder begleitender Eiweissträger ist doch nicht in dem Mafse ausschlaggebend, dass man von einem leicht erkennbaren, umgekehrt proportionalen Verhältnis zwischen Proteingehalt der Kost und dessen Wirkung auf Glykosurie sprechen könnte. Z. B. stehen sich oft Hafer- und Linsenmehl bei Einstellung auf gleiche Kohlenhydratgabe in ihrer Wirkung sehr nahe (z. B. in einem Falle: 200 g Hafermehl verglichen mit 220 g Linsenmehl) und z. B. schneiden bei gleicher Stärkezufuhr Kartoffeln erheblich schlechter ab als Hafer und Linsen, obwohl Hafer dreimal soviel N-Substanz enthält als Kartoffel und Linsenmehl dreimal soviel wie Hafer. Wahrscheinlich mit Recht betont W. Falta neuerdings, es käme weniger auf die Proteinzufuhr, als auf den Proteinabbau an, für den der N-Gehalt des Urins ein Gradmesser ist.

Sicher erwiesen ist diese Lehre Faltas nicht, wenn sich auch ein Teil der vorliegenden Beobachtungen ihr fügen. Theoretisch bereitet es Schwierigkeiten, dass wir über die Topographie des Aminosäureabbaues und des Eiweissaufbaues doch nur unvollständiges wissen.

Mit langsamerem Abbau erklärt Falta den weniger störenden Einfluss vegetabilischer N-Substanz im Vergleich zu animalischer. So wichtig dieser Gesichtspunkt sein mag, alle Beobachtungen fügen sich doch nicht diesem Schema, auch wenn man alle Fehlerquellen, wie Ödeme und zeitweilige N-Retention, in Betracht zieht. Für den kolossalen Unterschied, den 100 g Glidine (= Lezithineiweiss Klopfer) und den 400 g Rindfleisch als Zulage zu Haferkost bedingen können, gibt die Theorie Faltas, dass die Schnelligkeit des Aminosäureabbaues das beherrschende sei, nicht immer befriedigende Antwort.

Ich zeige dies an folgender Tabelle, die noch aus meinen ersten Untersuchungen über die Wirkung der Haferkuren stammt und die ich im Jahre 1905 bei einem New-Yorker Vortrag demonstrierte.

	Zucker g	Azeton g	Stickstoff g
1. Verschärfter Gemüsetag	5	0,8	9,8
2. Desgleichen	6	0,7	6,7
3. Desgleichen	2	0,7	5,4
4. 250 g Hafer + 100 g Glidine (87 g Eiweiss)	12	0,4	10,2
5. Desgleichen	8	0,2	14,8
6. Desgleichen	6	0,2	16,5
7. Verschärfter Gemüsetag	0	0,3	14,2
8. Desgleichen	0	0,4	11,0
9. 250 g Hafer + 400 g Fleisch (86 g Eiweiss)	14	0,4	17,2
10. Desgleichen	26	0,4	18,2
11. Desgleichen	39	0,5	17,9
12. Verschärfter Gemüsetag	10	0,7	14,0
13. Desgleichen	5	0,4	9,2
14. Desgleichen	1	0,5	7,0
15. 250 g Hafer + 100 g Glidine	8	0,2	11,8
16. Desgleichen	0	0,2	15,8
17. Desgleichen	0	0,1	17,6
18. Verschärfter Gemüsetag	0	0,1	15,2
19. Desgleichen	0	0,3	11,9
20. Desgleichen	0	0,3	7,9

Gewiss verlief hier, ganz im Sinne Faltas, in beiden Glidineperioden der Eiweissabbau träger, als in der Fleischperiode, aber der Unterschied ist doch nicht gross genug, um die starke Verschiedenheit der Wirkung erklären zu können. Offensichtlich brachte das Fleisch eine Schädlichkeit, die dem Glidine fehlte. Es ist nicht in allen Fällen so; darauf machte schon G. Rosenfeld vor längerer Zeit aufmerksam. Übrigens möchte ich durchaus nicht empfehlen, bei Kohlenhydratkuren Glidine oder ähnliches zuzusetzen, da es doch manchmal die volle Entfaltung ihrer optimalen Wirkung beeinträchtigt. Ich selbst machte, von den ersten Jahren abgesehen, nur manchmal davon Gebrauch, wie ich auch ausdrücklich angegeben habe. In der Literatur findet sich mehrfach die irrige Angabe, dass ich die Zugabe von Glidine als integrierenden Bestandteil der Haferkur bezeichnet hätte.

Obwohl ich Falta völlig beistimme, dass man rücksichtlich des Einflusses der Proteine auf den Ausschlag der Kohlenhydratkuren mehr den N-Umsatz als die Eiweisszufuhr in Betracht ziehen müsse, halte ich doch viele Einzelheiten und Seltsamkeiten der Kohlenhydratkuren noch für ungeklärt. Ich nehme an, dass sowohl in den Kohlenhydratträgern wie in etwa begleitenden Eiweissträgern noch Nebenstoffe vorhanden sind, die als positiv bzw. negativ wirkende Reizkörper die Zuckerproduktion beeinflussen und zwar unter Umständen im entgegengesetzten Sinne wie die Proteinkörper selbst. Das ist einstweilen Hilfshypothese. Sie hat aber heuristischen Wert gegenüber dem schematisierenden Bestreben, die bunte Mannigfaltigkeit des Geschehens mit dem einfachen Schlagworte: „hie Kohlenhydrate, hie Protein" schon jetzt abschliessend zu erklären. Ich meine sogar, dass die Erkundung über die wechselseitige Beeinflussung der verschiedenen Eiweiss- und Kohlenhydratträger eine der wichtigsten Aufgaben für die Weiterentwicklung der Diabetikerkost sein muss.

Trotz der vorgebrachten Bedenken und trotz der fallweise zu berücksichtigenden, quantitativ verschiedenen Wirkung einzelner Eiweiss- und Kohlenhydratträger ergibt sich, praktisch genommen, als einziger fester Anhaltspunkt die Lehre: Die Kost einer Kohlenhydratkur muss proteinarm sein, wenn man auf gute Bekömmlichkeit rechnen will. Dann, aber auch nur dann, sind die Kohlenhydratkuren als Schonkuren aufzufassen. Das schonende Prinzip ist hier weitestgehende Beschränkung der Proteine, im Gegensatz zu den Schonkuren mit sog. strenger Diät, wo das schonende Prinzip im Wegfall der Kohlenhydrate besteht. Der Charakter der Schonungskur erhellt am klarsten, wenn wir die durchschnittliche Eiweiss-, Kohlenhydrat- und Kalorienzufuhr für die Gesamtperiode, d. h. für die Kohlenhydrattage einschliesslich der Vor- und Nachtage berechnen. Die Werte sind natürlich verschieden, je nach Wahl und Menge des Materials; auch ist es natürlich von Einfluss, ob man einen Hungertag in die Vor- oder Nachperiode einstellt. Für eine siebentägige Haferkur ergab sich mir selbst als täglicher Durchschnitt: 35 g Eiweiss, 50—55 g Kohlenhydrat und in Anbetracht des beigefügten Fettes 1500 Kalorien. Den Kalorienwert könnte man durch grössere Fettgaben an den Gemüse- und Amylaceentagen beliebig erhöhen. Ich tat dies früher, tue es aber nicht mehr. Wenn man die durchschnittliche Fettzufuhr 150 g nicht überschreiten lässt, ist der Gesamterfolg entschieden günstiger, namentlich in bezug auf die Azetonurie; darin stimme ich grundsätzlich mit Allen und Joslin durchaus überein, ohne aber die Notwendigkeit anzuerkennen, mit dem Fettausschluss soweit zu gehen, wie diese Autoren. Bei mäfsiger Beschränkung des Fettes (150 g) braucht man zur Erreichung des gleichen Zieles, nicht so viele Kohlenhydratkuren hintereinander zu schalten, wie es namentlich W. Falta tut, und man verkürzt damit die Periode einer auf die Dauer doch recht bedenklichen, äusserst proteinarmen Kost.

Um zu zeigen, was man mit dieser Form der Schonungskur erreichen kann, führe ich eine Tabelle vor, die den Gang der Dinge in einem meiner allerersten Haferfälle wiedergibt (bereits veröffentlicht in C. von Noorden, Diabetes mellitus, New-York, J. B. Treat and Co., 1905). Mit Ausnahme, dass ich später viel langsamer zu Belastung mit strenger Diät und zu Kohlenhydratzulagen zurückzukehren pflegte, zeigt die alte Tabelle alles Charakteristische der Hafer- und Mehlfrüchtekuren. Der Erfolg war sehr befriedigend. In den mir bisher vor Augen gekommenen Krankengeschichten der Allenschen Schule fand ich keinen entsprechend schweren Fall beschrieben, ebensowenig bei Falta, wo günstigeres verzeichnet ist. Dies mag mein früher geäussertes Urteil begründen, dass man in der Regel mit milderen Mafsnahmen das gleiche Ziel erreicht, welches Allen anstrebt.

Tag	Kost	Zucker g	Azeton g	Ammoniak g	Eisenchlorid
1	Strenge Diät	50,4	2,1	3,2	+ +
2	„ „	48,3	2,4	3,8	+ +
3	„ „	58,9	3,1	4,3	+ +
4	Gemüsetag	28,2	2,1	2,9	+ +
5	„	20,3	1,9	2,8	+ +
6	Hafertag, 250 g Hafermehl	38,3	1,9	2,4	+ +
7	„ „ „	40,3	1,3	1,6	+
8	„ „ „	30,0	0,9	1,5	+
9	„ „ „	20,1	0,6	1,1	+
10	Gemüsetag	8,0	0,8	1,3	+
11	„	2,3	1,2	1,8	+
12	Hafertag, 250 g Hafermehl	18,3	0,5	0,9	0
13	„ „ „	5,6	0,1	0,9	0
14	„ „ „	0	0,05	1,0	0
15	Gemüsetag	0	0,1	0,8	0
16	„	0	0,1	0,8	0
17	Strenge Diät	0	0,15	0,7	0
18	„ „	0	0,18	1,0	0
19	„ „ + 20 g Brot	0	0,12	0,9	0
20	„ „ + 20 g Brot	0	0,13	0,8	0

III. Die Ordnung der Dauerkost.

Auch die Dauerkost des Zuckerkranken muss eine Schonungskur sein. Dementsprechend gilt auch hier der von Kolisch formulierte Satz: Senkung der Proteinzufuhr gestattet höhere Kohlenhydratgaben. Im einzelnen lehrt darüber die Erfahrung:

1. Der Nachteil grösserer Eiweissgaben tritt bei schwerem Diabetes stärker hervor als bei leichterem.

2. Sowohl Art wie Menge der Eiweissträger üben den schädlichen Einfluss um so stärker aus, je höher die Kohlenhydratbelastung ist. Schrittweise, je mehr die Kohlenhydratbelastung von der Höhe der eigentlichen Kohlenhydratkuren herabsteigt, desto geringer wird der störende Einfluss von Eiweissmenge und -art. Schliesslich, bei völligem Ausscheiden der Kohlenhydrate ist der Einfluss von Eiweissmenge und -art auf die Glykosurie nur noch in schweren Fällen deutlich, in leichten Fällen ist er manchmal nur am Verhalten des Blutzuckers schwach

erkennbar. Diese Erfahrungen sind äusserst wichtig für den Aufbau der Dauerkost.

Man könnte nun sagen, dann müssen wir uns eben auf eine mittlere Linie einstellen, d. h. den Diabetiker auf mittlere Mengen Eiweiss und mittlere Mengen Kohlenhydrate als Dauerkost anweisen. Das entspricht den in allgemeiner Praxis üblichen Vorschriften, freilich mit dem schweren Fehler, dass sie nicht quantitativ individualisierend abgestuft sind. Bei sorgfältiger Berücksichtigung der Toleranz ist es auch eine ganz vernünftige Kost, die bis zur Kenntnis von der Bedeutung der Haferkuren usw. auch in der Spezialbehandlung des Diabetes üblich war und mit einer gewissen Verschiebung zwischen Proteinen und Kohlenhydraten zugunsten der letzteren schon den Grundton der Vorschriften von v. Duering und von Kolisch bildete. Mit Einschaltung einzelner Tage oder kurzer Perioden strenger Diät in verschiedener Abstufung ist in ganz leichten und nicht-progressiven Fällen diese Dauerkost in der Spezialbehandlung des Diabetes auch jetzt noch die übliche. Aber für alle anderen Fälle ist sie unzweckmäfsig und sichert nicht das Optimum des Erfolges. Bessere Verfahren haben die Dauereinstellung auf mittlere Linie überholt. Es richten sich gegen dieselbe auch ernährungstechnische Bedenken; erfahrungsgemäfs führt sie mit der Zeit nur allzuoft zum Schlendrian, und es kommt zu wesentlichen und schädlichen Übergriffen, sowohl nach der Seite der Kohlenhydrate wie der Proteine. Periodischer Wechsel zwischen kohlenhydratreicher und kohlenhydratarmer Kost und ebenso andere Formen der Wechseldiät, auf deren ernährungstechnische Bedeutung ich schon vor etwa 10 Jahren hinwies, bewähren sich besser und beugen unliebsamen Überschreitungen sicherer vor. In dem Ausbau der Wechseldiät zur Dauerkost spielen die Kohlenhydratkuren eine grosse Rolle. Alle Erwägungen über Dauerkost gipfeln jetzt in den Fragen: Wie sollen wir es mit den Kohlenhydratkuren, wie sollen wir es mit den Eiweissgaben halten? Beides ist unlösbar miteinander verbunden. Diese Fragen, besonders die der Kohlenhydratkuren, wurden durch Falta neu aufgeworfen.

Auch Falta benützt, wie es seit längerer Zeit in der Spezialbehandlung des Diabetes üblich ist, zur Wechselkost die verschiedensten Kostformen, für deren Auswahl und Verteilung natürlich die Lage des Einzelfalles mafsgebend sein muss. Wir finden bei ihm die strenge, kohlenhydratfreie Diät in ihren verschiedenen Stufen, die Hungertage, die gemischte Kost, die Kohlenhydratkuren; diese nach Form der Haferkuren aufgebaut, aber — was nur ernährungstechnische aber keine grundsätzliche Bedeutung hat — unter Benützung eines Gemisches von Kohlenhydratträgern.

In allen diesem liegt nichts Neues. Weder in dem allgemeinen Aufbau der Dauerkost, noch in den Sonderberichten über die Behandlung einzelner Fälle sind Kostpläne zu finden, die in geeigneten Fällen nicht schon früher benutzt worden wären. Seltsamer Weise wurde in einigen Referaten über Faltas Buch hervorgehoben, die von ihm erwähnte „intermittierende Behandlung" sei etwas Neues. Das ist aber nur ein anderes Wort für die altbewährte Wechselkost, welche sich fallweise und den Umständen entsprechend der Einschaltung von strenger Diät, Gemüsetagen, Hungertagen, Kohlenhydrattagen- und Perioden bediente. Die Eigenart des Faltaschen Verfahrens besteht darin, dass er von den eiweissreicheren Formen „strenger Diät" erheblich geringeren Gebrauch macht, als sonst üblich war. Schon bei den mittelschweren oder Übergangsformen erscheinen Perioden strenger Diät mit normaler Eiweisszufuhr nur als seltene und kurze Perioden und bei den wirklich schweren Fällen verschwinden sie so gut wie ganz. Im übrigen setzt sich die Faltasche Dauerkost, in schweren Fällen die Lage sogar völlig beherrschend, zusammen aus zwei bekannten Verfahren:

1. Gemüse-Amylaceen-Kost mit durchschnittlich 10 g N, welche sich — abgesehen vom höheren Fett- und demgemäfs auch Kaloriengehalte — in ihren wesentlichen Stücken mit R. Kolischs Vorschriften für alle nicht ganz leichten Formen von Diabetes deckt, und

2. Kohlenhydratkuren, nach Muster der Haferkuren angeordnet, und häufiger hintereinander geschaltet, als bisher üblich war. Diese Kost enthält durchschnittlich 7 g N.

So entsteht da, wo nicht öfters strenge Diät mit normalem Eiweissgehalt als Schaltstück zwischengeschoben wird — und dies ist in der Richtung von leichten zu schweren Formen der Glykosurie immer weniger der Fall —, eine eiweissarme Dauerkost. Da der Stickstoff bei dieser Dauerkost fast ausschliesslich in Vegetabilien enthalten ist, muss man auf mindestens 20—25 % Verlust durch den Kot rechnen, bei vielen Menschen sogar auf noch mehr; denn diese Verluste schwanken sehr stark.

Mit Recht sagt Falta, er habe durch den Übergang von einheitlichen Kohlenhydratträgern zur Amylaceenkost es ermöglicht, die letzten Konsequenzen aus den Errungenschaften der Haferkur zu ziehen, d. h. die Kohlenhydratkuren in lange Reihen zu ordnen.

Es darf nicht übersehen werdeu, dass die gemischte Amylaceenkost Faltas viel grössere Ansprüche an die Leistungsfähigkeit und Exaktheit der Küche stellt, als Hafermehl-, Weizenmehl-, und Linsenmehltage und gar Obsttage. In der Küche muss bei den Gemischkuren das Material für jedes einzelne Gericht besonders abgewogen, und es müssen die dabei nötigen Zutaten gleichfalls besonders berechnet und abgewogen werden. Dass hierin eine ergiebige Quelle für unexakte Durchführung der gegebenen Vorschriften liegt, ist klar. In der in Mehlspeisen hervorragenden Wiener Küche mögen die Schwierigkeiten gering sein. Dass sie aber, trotz besten Willens, in deutschen Haushaltungeu nicht immer überwunden werden und zu groben Überschreitungen geführt haben, ist ebenso sicher.

Wir müssen heute erörtern inwieweit es ratsam ist, im Sinne Faltas die „letzten Konsequenzen" zu ziehen. Obwohl ich es seit 20 Jahren immer aufs neue versuchte, bin ich selbst — mit Ausnahme der ganz schweren und hoffnungslosen Fälle — immer wieder von allen Formen Dauerkost abgedrängt worden, welche unter starkem Zurücktreten von Eiweissträgern eine kohlenhydratreiche Kost zur Dauerkost, oder auch nur, wie es Falta tut, zum wesentlichsten Stücke der Dauerkost erheben. Die Ursache meiner Bedenken liegt nur z. T. iu der Rücksicht auf die diabetische Stoffwechsellage.

Derselben kann man in jedem Einzelfalle auf sehr verschiedene Weise, u. a. auch durch die Kostordnung Faltas Rechnung tragen. Meine Bedenken gründen sich auf die langwährende Eiweissarmut der Kost. Bei Bevorzugung der Kohlenhydrate muss die Kost eiweissarm sein.

Ich musste mich nun immer aufs neue überzeugen, welchen ausserordentlichen günstigen Einfluss es auf das allgemeine Befinden, auf körperlich und geistige Frische, auf Kräftezustand und Leistungsfähigkeit hat, wenn man nicht nur in leichten, sondern auch in mittelschweren und schweren, selbst in azidotischen Fällen kurze oder längere Perioden, zum mindesten Einzeltage, mit strenger, eiweissreicher Kost einschaltet. Es kommt viel weniger darauf an, ob der durchschnittliche Jahresverzehr von Eiweiss um täglich 10 bis 15 g gehoben wird, als darauf, dass in kurz zusammengedrängter

Zeit der günstige Einfluss eiweissreicher Kost mit seiner ganzen Wucht sich auswirken kann. Die Einschaltung solcher Perioden findet nur da eine Grenze, wo sie wegen nicht zu bändigender Azidosis unmittelbare Gefahr bringt. Wer mit mir von der segensreichen Wirkung kohlenhydratfreier Perioden überzeugt ist, muss den **langgestreckten Perioden kohlenhydratreicher Kost** mit Bedenken gegenüber stehen. Mit solcher Kost verschüttet man sich auch die Möglichkeit strenger Diätperioden. Es ist eine alte, auch von mir öfters hervorgehobene Erfahrung, dass Diabetiker, namentlich Schwerdiabetiker, nach langen Perioden kohlenhydratreicher Kost die strenge, eiweissreiche Diät sehr schlecht vertragen und darauf mit jähem Anstieg der Azetonurie reagieren. Diese Reaktion bleibt aus, wenn man von vornherein die strenge Diät mit in die Wechselkost aufnimmt.

Ohne Verzicht auf die Grundsätze von Kolisch und auf die Erfahrungen über Kohlenhydratkuren, auf deren Kombination der Grundton der Faltaschen Kostordnung abgestimmt ist, lässt sich unter voller Rücksicht auf die Azidosisgefahr von eiweissreicher Kost ein viel grösserer Gebrauch machen, als Falta es tut.

Wir haben nun kurz zu erörtern, unter welchen Umständen und in welchem Umfange die Dauerkost des Diabetikers mit Kohlenhydratkuren und überhaupt mit eiweissarmer und kohlenhydratreicher Nahrung ausgestattet werden soll. Da Falta in bezug auf diese Fragen bei leichten und mittelschweren Formen kaum von den bisher üblichen Verfahren abweicht, beschränkt sich die unterschiedliche Beurteilung im wesentlichen nur auf die Behandlung schwerer Formen.

1. **Leichtere Formen.** Bei leichteren Fällen von Diabetes sah Falta, ebenso wie früher schon andere, manchmal unbefriedigende Ausschläge und Folgen der Kohlenhydratkuren. Eine besondere Empfehlung gibt er ihnen für solche Fälle nicht mit. Entsprechend dem, was auf dem physiotherapeutischen Kongresse in Berlin (1913) zum Ausdruck kam, sagt Falta mit Recht, dass grundsätzliche Bedenken doch nicht entgegenstehen.

Nach eigner Erfahrung hängt in leichten Fällen für Ausschlag und weiteren Erfolg einer Kohlenhydratkur sehr viel, wenn auch nicht alles von der vorausgegangenen Ernährung ab. Wenn der Eiweissumsatz vorher längere Zeit hindurch sehr hoch war, verstärkt sich erheblich die Gefahr, dass die Kohlenhydratkur eine vorher nicht vorhandene Glykosurie nach sich zieht.

Ich selbst verzichte seit mehreren Jahren nur in allerleichtesten Fällen ganz auf Kohlenhydrattage und -kuren. Einen Vorschlag für ihre Anordnung machte ich schon vorher (S. 14). Hier ein entsprechendes Schema als Beispiel:

4—7 Tage: strenge Diät mit oder ohne KH.-Zulagen (Eiweiss und KH.-Menge je nach Sachlage)
1 Tag: strenge Diät ohne Zulagen,
1 Tag: Kohlenhydrattag (meist Obsttag),
1 Tag: Gemüsetag (einfach oder verschärft).
Mehrfache Wiederholung dieser Reihe.
Aller 6—10 Wochen eine Kohlenhydratkur.
    Der Turnus beginnt von neuem.

2. **Mittelform.** In mittelschweren Fällen wurden Hafer- und sonstige Kohlenhydratkuren schon früher vielfach verwendet. Ich stimme Falta vollkommen bei, dass dies in reichem Maße geschehen soll. Bei häufiger Wiederholung bietet es dem Patienten sicher grössere Annehmlichkeit, wenn man nach Faltas Vorschlag die Kuren nicht mit einheitlichen Kohlenhydratträgern, sondern mit Gemischen aufbaut.

Ein gewisser Teil der mittelschweren Fälle befindet sich unaufhaltsam auf dem Wege zur Verschlimmerung. Es werden vielleicht noch einige Monate oder 1—2 Jahre vergehen, dann sind ganz schwere Fälle daraus geworden. Sobald dieser Lauf der Dinge erkannt (dies ist oft erst nach Wochen oder Monaten möglich), muss sich die diätetische Therapie ebenso einstellen wie in schweren Fällen; darüber besteht Einmütigkeit. Ein grosser Teil mittelschwerer Formen erscheint aber schlimmer als sie wirklich sind; sie arteten nur aus, weil sie diätetisch grob vernachlässigt wurden. Bei keiner andern Form von Diabetes ist die Verantwortung des Arztes grösser, weil solche Fälle — richtig angepackt — wesentlich gebessert und zur Rückkehr in leichtere Form gezwungen werden können. Die Rückbildung zu leichterer Form erreicht man in diesen Fällen nicht oder doch nur höchst unsicher und langsam, wenn man nicht kohlenhydratfreie Kost zum Grundstock der Ernährung wählt. Ich möchte dringend davor warnen, diese stark besserungsfähigen Kranken dauernd auf ein Gemisch mittlerer Mengen von Eiweiss und von Kohlenhydraten einzustellen, wie es leider häufigst in der Praxis geschieht. Ebensowenig sind längere Reihen von Kohlenhydratkuren dienlich; auch Falta empfiehlt dieselben nicht. Dagegen spielen **Kohlenhydrattage und -kuren als Einschiebsel** eine nicht nur erwünschte, sondern notwendige Rolle und zwar in ähnlicher Anordnung wie bei leichteren Fällen, nur nach einigen Richtungen hin verschärft.

Schema als Beispiel.

5 Tage: Strenge Diät (90—max. 100 g Eiweiss, meist animalisch),
1 Tag: Kohlenhydrattag (meist Obst),
1 Tag: Fasttag (seltener verschärfter Gemüsetag).

Die Reihe beginnt von neuem.
Aller 4—8 Wochen eine Kohlenhydratkur.

Der Schwerpunkt dieser Kostordnung liegt darin, dass man unter dem Schutze der wöchentlich wiederkehrenden Kohlenhydrat- und Hungertage die wirkungsvolle strenge Diät viele Monate, sogar Jahre hindurch, ohne Gefahr der Azidosis fortführen kann. Die eingeschobenen Kohlenhydratperioden sichern dies.

Für die wöchentlich wiederkehrenden Einzel-Kohlenhydrat-Tage bevorzugen wir Obst oder ein Gemisch von Obst und Reis oder auch Milch (1 Liter). Erfahrungsgemäfs braucht solchen Einzeltagen kein Gemüsetag voraus zu gehen. (Lampe, Therap. Monatsh. 1918, Sept.) Bei Amylaceen (Hafer usw.) ist dies nicht so sicher; jedenfalls sollte man nicht über 150 g Hafermehl oder dessen Äquivalente hinausgreifen.

In ihren Grundzügen beschrieb ich dies Verfahren genauer vor 4 Jahren (Zuckerkrankheit, VII. Aufl., S. 529) nachdem ich es seit 1913 erprobt hatte Die jetzt gegebenen Vorschriften stellen eine verbesserte Abart dar. Ob der Hungertag dem Kohlenhydrattag vorausgehen oder folgen soll, muss man am Einzelfalle ausproben. Meist ist der Unterschied nicht gross. Statt des Hungertages wird manchmal auch in jeder 2. Woche ein „verschärfter Gemüsetag" gestattet. Die meisten Patienten ziehen aber den Hungertag vor. Es sei übrigens darauf hingewiesen, dass unter Aufrechterhaltung des gleichen Prinzips mancherlei Abarten des Verfahrens möglich sind und auch zur Anwendung gelangten.

3. Schwere Fälle. Auch unter den Fällen schwerer Glykosurie gibt es, ebenso wie unter denen leichter und mittelschwerer Glykosurie, solche bösartiger, unaufhaltsam fortschreitender Art und solche, die wenigstens vorläufig, oft aber auf lange hinaus, nicht dazu neigen, sich selbständig zu verschlimmern. Wir müssen annehmen, dass dies Fälle sind, wo der grundlegende pankreatische Prozess zu einem vorläufigen Stillstand gekommen ist. Auch diese relativ günstigen Fälle gehen manchmal mit starker, hartnäckiger Azidosis einher. Es ist schon öfters hervorgehoben, u. a. von O. Minkowski (Physio-therap. Kongress 1913. Med. Klinik 1913, S. 812), wie auffällig gut diese Kranken die ihrer Stoffwechsellage angepasste Azidosis vertragen.

Für die progressiven Fälle selbstverständlich, aber auch für einen grossen Teil der nicht-bösartigen Fälle muss man sich darüber klar sein, dass das beste erreichbare Ziel die Behauptung des Status quo ist. Doch lässt sich in gar nicht seltenen Fällen der nicht-bösartigen Art eine wesentliche Besserung und zweifellos auch eine beträchtliche Verlängerung des Lebens dann erzielen, wenn der schlechte Stand der angetroffenen Stoffwechsellage zum ansehnlichen Teile Folge diätetischer Vernachlässigung ist. Gerade für die schweren Fälle leisteten die Haferkuren usw. durch ihre Einwirkung auf die Azidosis etwas, was auf anderem Wege nicht erreicht werden konnte und mittels anderer Methoden auch heute nur dann erreichbar ist, wenn wir — gemäfs der Methode Allens — die Kranken auf die Dauer einer überaus kärglichen Ernährung unterstellen, die mit der Zeit den Kräftezustand erheblich gefährdet. Dies ist unnötig, wenn man von den Kohlenhydratkuren den richtigen Gebrauch macht. Diese Tatsache wurde von Jahr zu Jahr mehr anerkannt und findet bei Falta ihre stärkste Betonung. Man kann seine Ausführungen geradezu als einen — von mir freilich nicht gebilligten — Triumph der Haferkuren bezeichnen.

Die Schlag auf Schlag sich folgenden Amylaceenkuren finden wir bei Falta namentlich unter seinen Vorschriften für schwer-azidotische progressive Fälle. Dass solche Kostordnung kraft seiner gemischten Amylaceenkost, und zwar nur bei Anwendung der Mischkost, durchführbar ist, hat Falta erwiesen. Er begründet sein Vorgehen damit, dass nur bei häufigster Wiederholung die Azidosis niedergedrückt und niedergehalten werden kann. Natürlich nur von solchen Fällen kann die Rede sein, wo dies Ziel überhaupt erreichbar ist. Dass es auch mit der Amylaceenkost oft nicht oder doch nur auf kurze Zeit erreichbar ist, hat Falta nicht übersehen. Nur von beeinflussbaren Fällen dürfen wir reden.

Es gibt unter den ganz schweren und alles in allem hoffnungslosen Fällen zweifellos solche, wo man mit dem Faltaschen Verfahren wenigstens zeitweise den Lauf der Dinge verlangsamen kann und wo dies Verfahren das richtigste ist. Für diese Fälle stellt das Faltasche Verfahren eine Bereicherung des therapeutischen Rüstzeuges dar. Im allgemeinen halte ich es aber für angezeigt, in vorgeschrittenen Fällen, deren weitere Verschlimmerung doch nicht zu verhüten ist, jede zwangsmäfsige Ernährung, u. a. auch die doch sehr entbehrungsreiche Amylaceen-Gemüse-Kost u. dgl., fallen zu lassen. Man sollte sehr liberal sein. Jede Kost ist dann die richtige, welche dem Kranken geschmacklich liegt und dabei doch grobe Überlastungen mit Protein und Kohlenhydraten ausschaltet. Natürlich gilt es dabei, den Takt zu wahren und die Patienten nicht fühlen zu lassen, dass man sie aufgibt und aus diesem Grunde die Freiheiten gestattet. Sachlich aber braucht man nur an das augenblickliche Behagen zu denken und nicht für die Zukunft zu sorgen. Denn solche Kranken haben keine Zukunft. Wöchentlich eingeschaltete Bett- und Fasttage pflegen auch diesen in dauernder Gefahr schwebenden Kranken meist sehr gut zu bekommen.

Viel wichtiger ist das Verhalten des Arztes in den **nicht-bösartigen Fällen schwerer Glykosurie**. Ich möchte hier an die Spitze den von anderen vielleicht bestrittenen, nach eigner Erfahrung aber nicht bestreitbaren Satz stellen, dass es in solchen Fällen durchaus nicht oberste Aufgabe der Therapie ist, **etwaige Azetonurie unter allen Umständen zu unterdrücken**. Solche Kranke vertragen eine mäfsige Azidosis sehr oft erstaunlich gut, sie haben sich daran gewöhnt, wie Minkowski mit Recht sagte. Ich hatte zahlreiche Patienten mit mäfsiger Azidosis, die viele Jahre hindurch bei vollem Kraftgefühl in verantwortlichsten Stellungen ein Mafs von Arbeit leisteten, vor dem der moderne 8-Stunden-Tag-Mensch empört zurückschaudern würde. Sie alle wollten und konnten auf Perioden eiweissreicher strenger Diät nicht verzichten. Bei längerer eiweissarmer Kost wurden sie schlapp.

Trotz ihrer Dauerazidosis sind solche Diabetiker, deren Zahl keineswegs gering ist, nicht auf dem unaufhaltsamen Marsche zum Koma. Weit häufiger sind es Komplikationen, wie Herz- und Gefässkrankheiten, Gangrän mit anschliessender Sepsis, Nephritis u. a., was sie niederreisst; oder es sind zufällig hinzutretende Infektionskrankheiten, Influenza und Pneumonie an der Spitze. Wenn sich unter Wirkung solcher Ereignisse der Niederbruch vollzieht, pflegt das Ende freilich meist unter Koma oder komaartigem Bilde zu verlaufen, eine Erfahrung, die sich oft auch in Fällen bestätigt, die bis zum Eintritt der Komplikation leicht und völlig azetonfrei verliefen. Nach akuten Infektionskrankheiten, selbst nach leichten Formen von Angina, Influenza, Erysipel u. a. verschlimmert sich die diabetische Stoffwechsellage oft ungemein stark und schnell; vielleicht dadurch, dass Toxine die Bauchspeicheldrüse, als Locus minoris resistentiae, stark schädigen.

Sicher gibt es auch unter den nicht-bösartigen Fällen von schwerem Diabetes solche, wo — wenigstens für gewisse Perioden — die langgestreckten Amylaceenkuren Faltas das beste sind. Wenn unter einer bestimmten Kostordnung die Azidosis scharfe Vorstösse macht, halte ich mit Falta den Zeitpunkt dafür gekommen. Etwas anderes aber ist, ob man dies Verfahren als das führende, gleichsam als die Methode der Wahl für die grosse Mehrzahl der nicht oder höchst langsam progressiven schweren Diabetesformen empfehlen soll. Ich bin nicht der Ansicht, und würde darin einen Rückschritt der Diabetestherapie sehen.

Das in den letzten Jahren von mir angewendete Verfahren ist am besten zu charakterisieren als eine Kombination der strengen Diät mit den Kostordnungen von Kolisch und Allens und mit den Haferkuren, d. h. es wechseln innerhalb eines Zeitraumes von 14 Tagen mit einander ab:

1. **Tage gewöhnlicher Diät**, an denen die Gesamtproteinzufuhr des Tages zwischen 100 und 120 g liegt. Ich habe auch nichts dagegen, wenn an einzelnen Tagen diese Grenze überschritten wird. Bei allen, die nicht von dem verführerischen Banne der Wiener Mehlspeisküche in Fesseln geschlagen sind, pflegen diese Tage die beliebtesten zu sein.

2. **Tage mit Ausschluss von Fleisch und Käse** und mit derartig einengenden Vorschriften über die Auswahl der Eiweissträger, dass die Gesamtproteineinfuhr des Tages 50—60 g nicht übersteigt. An diesen Tagen (Grüngemüse, 2 Eier, 2—4 Eidotter, nicht durchwachsener Speck, Butter, Knochenmark, Salatöl) erhält die Kost eine Zulage von Kohlenhydratträgern im Gesamtwert von etwa 100 g Brot, meist in Form von Kartoffeln und Obst. Es wird hierbei von der Erfahrung Gebrauch gemacht, dass eiweissarme und besonders fleischfreie Kost eine grössere Zufuhr von Kohlenhydraten gestattet.

3. Innerhalb der 14 tägigen Periode zwei voneinander getrennte **Kohlenhydrattage**. Es bewährten sich für diese Einzeltage Bananen, Äpfel und Obst-Reis-Gemische besser als Hafertage u. ähnl. Diese Kohlenhydrattage sind regelmässig gefolgt von

4. je einem **Fasttage** oder einem **verschärftem Gemüsetage**. Nach Ablauf der zweiwöchigen Periode beginnt der Turnus von neuem.

Folgendes Schema als Beispiel:

Erste Woche.	Zweite Woche.
1. Strenge Diät.	1. Eiweissarme Kost + Kohlenh.
2. Eiweissarme Kost + Kohlenh.	2. Strenge Diät.
3. Strenge Diät.	3. Eiweissarme Kost + Kohlenh.
4. Eiweissarme Kost + Kohlenh.	4. Strenge Diät.
5. Strenge Diät.	5. Eiweissarme Kost + Kohlenh.
6. Kohlenhydrattag.	6. Kohlenhydrattag.
7. Hungertag (oder verschärfter Gemüsetag).	7. Hungertag (oder verschärfter Gemüsetag).

Die Reihe beginnt von Neuem.

Ich weise darauf hin, dass ich bei diesem Kostaufbau an den Tagen strenger Diät grössere Eiweissmengen gestatte, als bei der früher erwähnten Kostordnung für mittelschwere Glykosurie. Der Grund liegt darin, dass man bei mittelschweren, nicht-bösartigen Formen die Glykosurie womöglich unterdrücken soll. Dazu bedarf es einer gewissen Beschränkung der Eiweisszufuhr. Bei schwerer Glykosurie gibt es keine Kostform, welche die Glykosurie dauernd fernhält, und da ist mir der offensichtliche, kräftigende Einfluss höheren Eiweissverzehrs wichtiger als theoretische Rücksichtnahme auf sonstige Nachteile der Albuminate.

Innerhalb der geschilderten Kostform kann, äusseren Umständen zuliebe, betreffs Reihenfolge der einzelnen Kostformen eine gewisse Willkür gestattet werden. In manchen Fällen erscheint es vorteilhafter, zwei gleichartige Kosttage zusammenzuspannen, statt die Kostform täglich zu wechseln. Das angeführte Schema soll nur ein Beispiel sein und gewisse Anhaltspunkte geben. Je nach Stoffwechsellage und den am Einzelfalle gemachten Erfahrungen werden bald die eiweissreichen, bald die eiweissarmen, kohlenhydratreichen Tage etwas stärker herangezogen. Den Kalorienbedarf deckt Fett, je nach Erfordernis.

Hieran schliessen sich als weitere Maßnahmen:

1. Alter Gewohnheit treu, werden mit Rücksicht auf bestehende oder drohende Azidosis aller 1—2 Monate, selten nach längerer Frist, ein bis zwei typische Kohlenhydratkuren eingeschaltet (Haferkuren oder deren Ersatzformen).

2. Wenn die Lage des Falles, insbesondere das Verhalten der Azidosis es irgendwie erlaubt, sei dringend empfohlen, von Zeit zu Zeit ein- bis mehrwöchige Perioden eiweissreicher, strenger Diät einzuschalten, in jeder Woche mit je einem Kohlenhydrat- und

je einem Hunger- oder verschärftem Gemüsetage ausgestattet (cf. Vorschrift für leichtere Formen). Es ist oft erstaunlich, wie sehr sich dabei der allgemeine Kräftezustand hebt.

3. Jährlich mindestens zweimal müssen sich die Patienten planmäfsigen Schonkuren im engeren Sinne des Wortes unterziehen. Ich dringe darauf, dass dies unter klinischer Aufsicht geschieht.

Trotz der Einzeltage mit hoher Proteinzufuhr ist die Kost im ganzen eiweissarm. Der Durchschnitt übertrifft die von Kolisch und von Falta gestattete Eiweissmenge kaum. Der Eiweissumsatz, gemessen am Harnstickstoff, beläuft sich erfahrungsgemäfs in der 14 tägigen Wechselperiode durchschnittlich auf 60—65 g (grösseren Teils animalischen Ursprunges). Die Häufung des Eiweisses auf bestimmte Tage, die Häufung der Kohlenhydrate auf andere Tage befriedigt das Verlangen nach Eiweiss und nach Kohlenhydratträgern besser, als wenn beide Gruppen stets gleichmäfsig beschnitten wären. Auch hat die Häufung der Kohlenhydrate auf bestimmte Tage (im obigen Schema auf 7 unter 14 Tagen) stärkeren Einfluss auf die Azidosis, als wenn die Kohlenhydrate gleichmäfsig verteilt wären.

Mittels der geschilderten und ähnlicher Kostordnung gelingt es in schweren Fällen, soweit sie überhaupt noch beeinflussbar sind, sehr oft, eine erträgliche Stoffwechsellage und einen voll befriedigenden Kräftezustand wiederherzustellen und viele Monate, selbst viele Jahre hindurch zu behaupten.

Mit wenigen Worten möchte ich noch die Alkalifrage streifen. Ich habe mich schon vor etwa 10 Jahren gegen die gewaltigen Gaben von Natron bicarbonicum ausgesprochen, die unter dem Einfluss der Naunynschen Schule üblich geworden waren. In leichteren Fällen gebe ich nur in Perioden strenger Diät kleine Mengen von Natron (maximum 5 g), in azidotischen Fällen übersteige ich 10—15, höchstens 20 g nicht; an Hunger- und an Kohlenhydrattagen lasse ich auch hier das Natron ganz fort, schon mit Rücksicht auf die Ödemgefahr. Kalibicarbonat bewährt sich manchmal etwas besser. Nur bei der Komabehandlung blieb ich mit Naunyn und namentlich A. Magnus-Levy bei grösseren Gaben. Sehr viel weiter gingen neuerdings Allen und Joslin. Sie schalten die Alkalibehandlung des Diabetes so gut wie ganz aus, erklären sie bei Azidosis sogar für gefährlich. Eine theoretische

Begründung fand ich bei Joslin nicht. Meines Erachtens geht die Alkalifurcht Joslins viel zu weit.

Ich habe in diesem Referate an einigen Methoden Kritik üben müssen. Die Kritik soll sich aber — dies möchte ich stark betonen — nur dagegen richten, dass diese oder jene Methode als die beste, als die einzig zulässige, als die Methode der Wahl für die Behandlung des Diabetes hingestellt, und dass Altes für Neues ausgegeben wird. Für die „Methoden" gilt das Wort, das Virchow einst prägte: erst kommt der Glaube, dann die Behauptung, dann der Fanatismus. Die Geschichte der Diabetestherapie hat dieses Wort schon mehrfach bestätigt. Hüten wir uns davor, dass es wiederum anwendbar wird. Wer eine wirklich reiche Erfahrung über Diabetiker hat — ich sage hier mit Absicht Diabetiker und nicht Diabetes — weiss, dass die diabetische Stoffwechselstörung nur ein Teilstück von dem ist, was beim Diabetiker therapeutisch berücksichtigt werden muss. Es weiss auch, dass er — selbst bei ähnlichem Stand der Stoffwechselstörung — nicht jeden Diabetiker mit der gleichen eignen oder übernommenen Methode angehen darf, sondern dass er je nach der Lage des Einzelfalles sich unter der Vielheit der Methoden die jeweilig geeignetste aussuchen und je nach Lage der Dinge die Form der Behandlung vollkommen umstellen muss. Ich habe schon oftmals berichtet, dass ich unter ein paar Dutzend von Diabetikern nach Berücksichtigung aller Umstände (der diabetischen Stoffwechsellage, des allgemeinen Kräfte- und Ernährungszustandes, der einzelnen Organe des Körpers, der Psyche, der äusseren Lebensverhältnisse usw.) kaum bei Zweien zu den gleichen Vorschriften gelange. Eine Therapie, welche allen Fällen von Diabetes oder auch nur allen Fällen einer bestimmten Diabetesgruppe angepasst wäre, gibt es nicht, und es gibt auch keine Methode, die schlechthin als richtige Diabetestherapie anzuerkennen und keine, die schlechthin als unrichtig zu verwerfen ist. Alle Methoden, die sich seit mehr als einem Jahrhundert an Dutzende von Namen knüpfen, können im einen Falle nützlich und segensreich, im anderen Falle nutzlos und sogar gefährlich sein.

VERLAG VON J. F. BERGMANN IN MÜNCHEN UND WIESBADEN.

Einführung in die Geburtshilfe und Gynäkologie.
Von Privatdozent Dr. **H. A. Dietrich** in Göttingen. Erste und zweite Auflage. Mit 90 teils farbigen Abbildungen. 1920. Mk. 22.—.

Praxis und Theorie der Individualpsychologie.
Von Dr. **Alfred Adler** in Wien. 1920. Mk. 30.—.

Spezielle Diagnostik und Therapie.
In kurzer Darstellung und Berücksichtigung aller Zweige der praktischen Medizin. Bearbeitet von zahlreichen Fachgenossen, herausgegeben von Oberstabsarzt Dr. **Walter Guttmann** in Berlin. Zweite umgearbeitete und vermehrte Auflage. 1920. Geb. Mk. 42.—.

Die ärztliche Diagnose.
Beitrag zur Kenntnis des ärztlichen Denkens. Von Dr. **Richard Koch** in Frankfurt a. M. Zweite umgearbeitete Auflage. 1920. Mk. 12.—.

Auge und Nervensystem.
Von Prof. Dr. **Georg Levinsohn** in Berlin. 1920. Mit 12 Abbildungen im Text. Mk. 12.—.

Über Telepathie und Hellsehen.
Von Dr. **R. Tischner** in München. 1920. Mk. 8.—.

Suggestion, Hypnose und Telepathie.
Von Dr. **Erich Kindborg** in Bonn. 1920. Mk. 15.—.

Einführung in den Okkultismus und Spiritismus.
Von Dr. **Rud. Tischner** in München. 1921. Mk. 22.—, geb. 26.—.

Die Psychologie und Ethik des Buddhismus.
Von Dr. **Wolfgang Bohn.** 1921. Mk. 12.—.

Schwestern-Lehrbuch zum Gebrauche für Schwestern und Krankenpfleger.
Von Privatdozent Dr. **W. Lindemann** in Halle a. S. Zweite und dritte vermehrte Auflage. Mit 366 Abbildungen im Text. 1920. Geb. Mk. 24.—.

Hierzu Teuerungszuschlag.

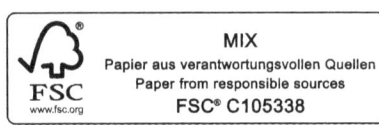

If you have any concerns about our products,
you can contact us on
ProductSafety@springernature.com

In case Publisher is established outside the EU,
the EU authorized representative is:
**Springer Nature Customer Service Center GmbH
Europaplatz 3, 69115 Heidelberg, Germany**

Printed by Libri Plureos GmbH
in Hamburg, Germany